KAORU

ADELGAZA CON KAORU

Ponte en forma y consigue una figura de
ensueño con el revolucionario método
de la pelota de tenis

TRADUCCIÓN DE
Makoto Morinaga

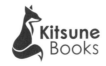

Kitsune Books

Primera edición: febrero de 2021
Segunda edición: marzo de 2021
Tercera edición: abril de 2021
Título original: *Joju Ya Model No Ouchi Shukan Tennis Ball Diet*

© Kaoru, 2020
© de la traducción, Makoto Morinaga, 2021
© de esta edición, Futurbox Project S. L., 2021
Todos los derechos reservados.
Los derechos de traducción al castellano se han gestionado con Gentosha Inc. a través de Japan
Uni Agency Inc., Tokio

Diseño del libro e ilustraciones: Masako Hasuo
Fotografías: Michi Murakami
Peluquería: Mayumi Murata
Modelos: Eri Nishizawa, MARIE (pp. 3, 6, 13, 94 / STUDIO Apro)
Ilustraciones: Manako Kuroneko, Miki Ito (figura humana)
DTP: Bisou
Edición: Mai Yamamori
Maquetación: Emi Suzuki
Diseño de cubierta: Taller de los Libros

Publicado por Kitsune Books
C/ Aragó, n.º 287, 2.º 1.ª
08009, Barcelona
www.kitsunebooks.org

ISBN: 978-84-18524-00-4
THEMA: VFM
Depósito legal: B 913-2021
Preimpresión: Taller de los Libros
Impresión y encuadernación: Cachimán Gràfic
Impreso en España – *Printed in Spain*

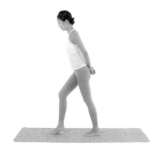

ÍNDICE

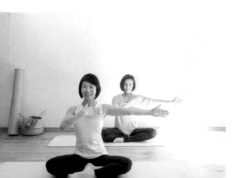

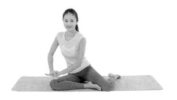

¿Cómo usar este libro?

Busca en el test de diagnóstico del ejercicio que se ajuste mejor a ti

Ve a la página 24 y descubre los ejercicios que puedes hacer.

¡Pruébalos todos!

Para empezar, dirígete a **Ejercicios básicos** (página 47). Si te quedas con ganas de más, ve a la sección del **nivel avanzado** (página 69).

Descubre cómo adelgazar

Échale un vistazo a **El secreto de la rutina de la pelota de tenis** (página 27). Si asimilas bien la teoría, realizarás los ejercicios de forma más eficiente.

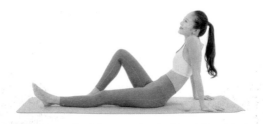

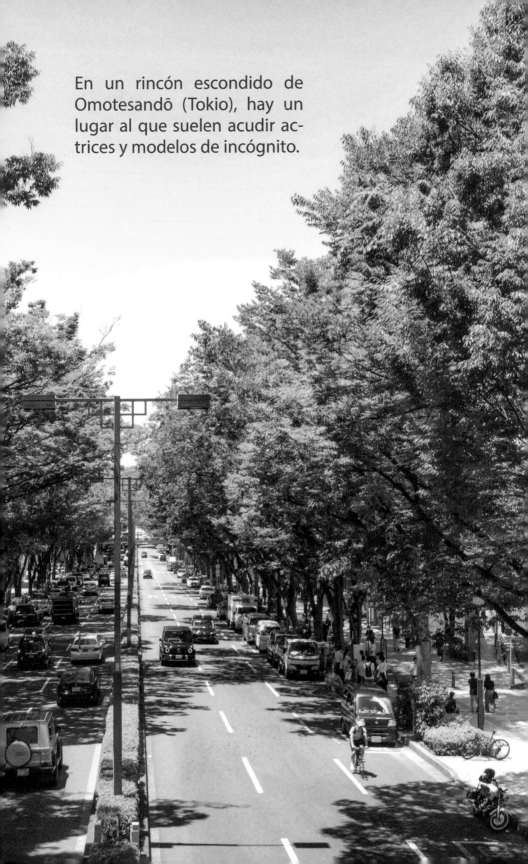

En un rincón escondido de Omotesandō (Tokio), hay un lugar al que suelen acudir actrices y modelos de incógnito.

Es un estudio al que asisten celebridades con una buena figura, reconocidas y admiradas precisamente por su excelente estado físico. Estrellas que irradian belleza desde el interior y que no aparentan la edad que tienen, sea cual sea.

A menudo, las personas que intentan seguir una dieta y las que no lo hacen sufren los mismos quebraderos de cabeza: disfrutan de la comida, no les gusta hacer ejercicio excesivo y su ajetreada rutina laboral o personal les dificulta mantener una vida equilibrada.

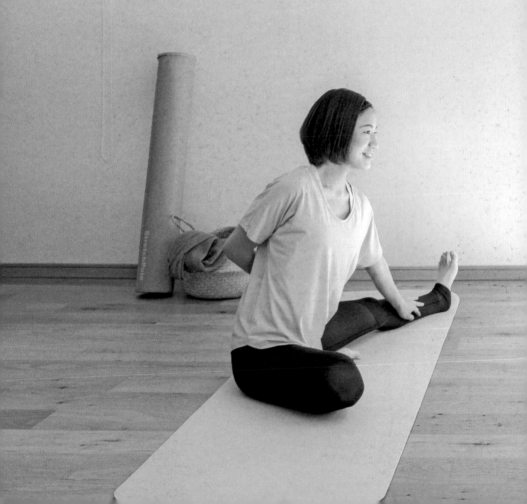

Para estas personas, en nuestro estudio hemos desarrollado una rutina a medida que se ajusta a la personalidad y al entorno de cada una, las actividades que realiza y los aspectos que desea potenciar de sí misma.

Gracias a este revolucionario método, muchas personas han conseguido estilizar realmente su figura. Los resultados son tan rápidos que algunas de las personas que acuden al estudio —entre las que hay muchas famosas— notan una mejora incluso si llevan un estilo de vida sedentario.

Por esta razón y, gracias al boca a boca, nuestra reputación se ha extendido entre los sets de grabación de Japón. Actrices que antes trabajaban con un entrenador personal ahora visitan nuestro estudio.

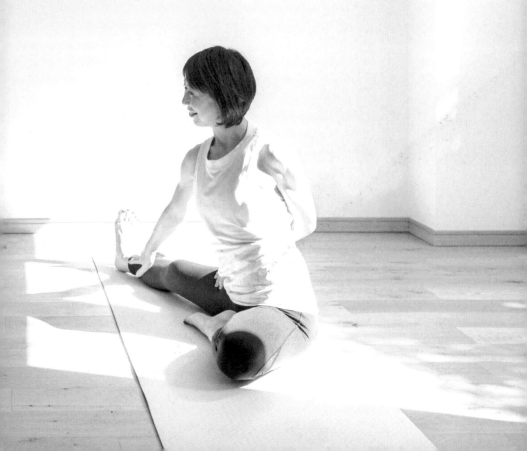

Para seguir el método Kaoru, solo necesitas... ¡una pelota de tenis! La rutina de ejercicios consiste en rodar una pelota de tenis con las plantas de los pies, apretarla con los gemelos mientras estás sentada o hacerla rodar por el pecho. Aunque es posible que al principio te parezca raro, poco a poco te acostumbrarás a la sensación al hacer los ejercicios y tu figura se volverá más esbelta y ligera.

Seguro que ahora mismo te estás preguntando: «¿En serio puedo reducir volumen solo con una pelota de tenis?». La respuesta es sí, los resultados de esta rutina son excelentes.

No es necesario hacer ejercicio extenuante ni imponerse restricciones dietéticas. Donde sea y cuando sea, una pelota de tenis puede cambiar tu cuerpo.

Prueba
la rutina
que te
proponemos.
¡Lo creas o no, para
ello solo necesitarás
una pelota de tenis!

Golpea, presiona y hazla rodar

Con la pelota de tenis, golpearás y presionarás diversas zonas de tu cuerpo, y la harás rodar. Lo mejor de este método es que puedes ajustar la intensidad de los ejercicios usando tu propio peso.

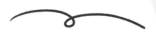

Solo diez minutos al día

En épocas muy ajetreadas, es difícil dedicar algo de tiempo a hacer ejercicio. Aunque sea en tus ratos libres, practicando solo diez minutos al día esta rutina verás resultados.

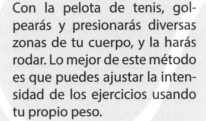

¡Sin restricciones alimentarias!

Lo duro de las dietas son las restricciones. Con el método Kaoru, transformarás tu silueta gracias al trabajo de las fascias (las membranas que envuelven los músculos) y la pelvis, por lo que no tendrás que introducir cambios en tu dieta.

Libera las fascias y reajusta la postura con solo una pelota de tenis

¡Hola! Me llamo Kaoru y soy entrenadora personal. Lo que más aprecio de los treinta y siete años de experiencia que tengo en el mundo del *fitness* es el hecho de haber ayudado a más de seiscientas mil personas a mejorar su salud y a verse y sentirse bien en su propia piel. El primer paso de este proceso consiste en aprender a relajar el cuerpo.

Todos sufrimos de molestias y desajustes corporales como resultado de nuestras actividades cotidianas. Ojalá pudiéramos conservar nuestro cuerpo tal y como cuando éramos pequeños, pero, debido a nuestra forma de andar, al hecho de cargar peso, hábitos poco saludables o a mantener la misma postura durante horas en el trabajo, nuestro cuerpo se tensa y aumenta la rigidez. ¡Todo pasa factura!

Por esta razón, he desarrollado el método que descubrirás en este libro. De la misma manera que lo han conseguido mis alumnos, con la ayuda de una pelota de tenis aprenderás a relajar la tensión de las fascias y a estirarlas para, así, reajustar la posición corporal. Con ello, los músculos desvelarán su verdadero potencial, mejorarás el riego sanguíneo y el flujo linfático, y acelerarás el metabolismo. Además, tu cuerpo adoptará una postura adecuada y perderás con facilidad el exceso de grasa, de forma que te sentirás más ágil.

Estoy segura de que en estas fotos mías apreciarás con claridad el cambio.

Año 2013 (51 años)
Tenía la cadera desalineada y la pelvis inclinada hacia atrás. No me separaba de un buen par de calcetines porque siempre tenía los pies fríos.

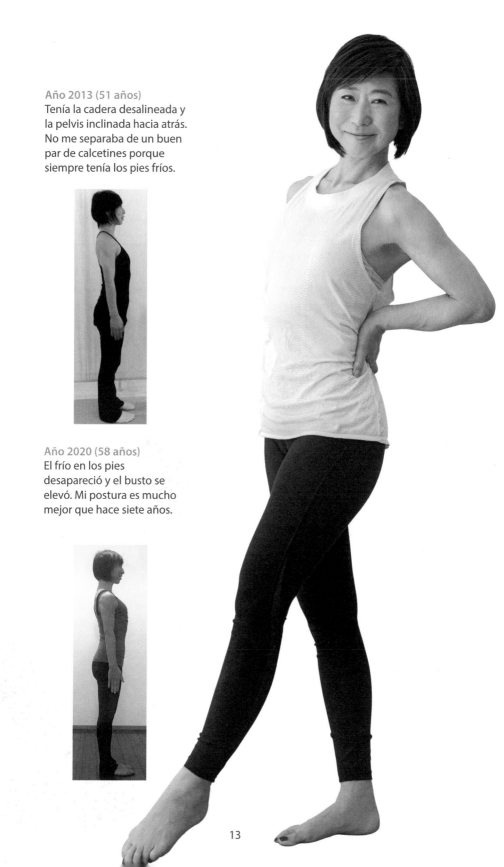

Año 2020 (58 años)
El frío en los pies desapareció y el busto se elevó. Mi postura es mucho mejor que hace siete años.

Consigue una hermosa
figura a cualquier edad

Como entrenadora personal, ofrezco apoyo a mis alumnos y les enseño la forma de hacer ejercicio que mejor funciona para cada uno de ellos. Pero, por supuesto, no podemos entrenar juntos todos los días. Por lo general, mis alumnos son personas muy ocupadas y, a menudo, no pueden asistir a las clases.

Por esta razón, he recogido en este libro los ejercicios del método Kaoru, para que, mediante este libro, todo el mundo pueda conocer estos revolucionarios ejercicios.

Puedes hacer los ejercicios por la mañana o por la noche, en tu despacho, en el avión, en el tren o en tu dormitorio, ya que los ejercicios son perfectos para practicarlos en interiores. Se trata de una rutina tan sencilla y efectiva que acabarás con una pelota de tenis en el bolso o en la mochila para poder hacerlos en cualquier rato libre.

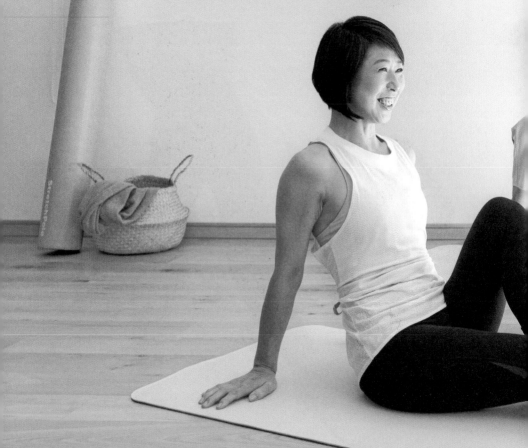

Además, los ejercicios están pensados para que los hagan personas de todas las edades. Tras haber trabajado con cerca de seiscientas mil personas, puedo asegurarte que, aunque tengas sesenta, setenta u ochenta años, si aprendes a relajar y estirar los músculos, conseguirás moldear tu figura.

Recomiendo esta rutina a quienes no les gusta hacer deporte, a los que se aburren con facilidad, no están dispuestos a renunciar a comer bien, han experimentado el efecto rebote tras hacer dieta y a aquellas personas que están demasiado ocupadas y no pueden dedicarse mucho tiempo a sí mismas.

Cuando nuestro cuerpo cambia, también lo hace nuestra mente, y, gracias a ello, podemos afrontar la vida de forma más positiva.

Espero que te diviertas con el método Kaoru. ¡Comencemos!

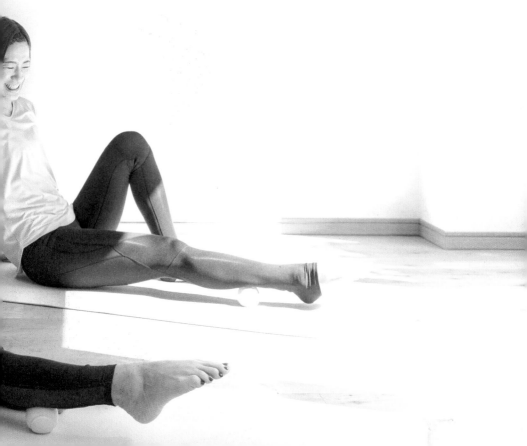

Consigue una figura de ensueño

Realza los glúteos

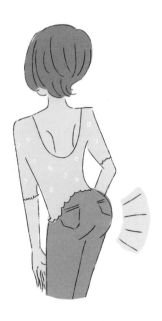

Acentúa la forma de la cintura

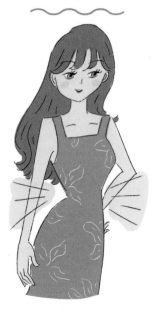

Gana elasticidad

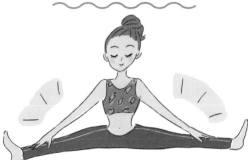

Reduce la hinchazón

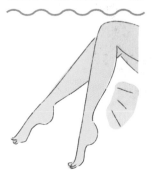

con solo una pelota de tenis

Estiliza la figura

Moldea el rostro

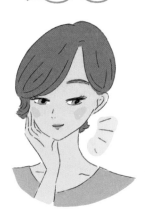

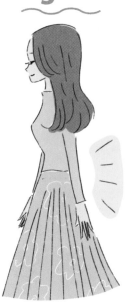

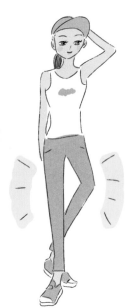

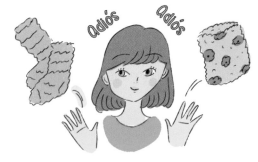

Despídete de la sensación de frío.

Con unas piernas más finas y esbeltas, tu figura se verá realzada.

Estos son los cambios que la pelota de tenis

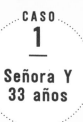

CASO

1

—

**Señora Y
33 años**

ANTES

Peso	56,45 kg
Grasa corporal	33,7 %
Cintura	73 cm
Cadera	93 cm

¡Me sorprendí al verme en el espejo! No podía creer que todos estos cambios fueran posibles sin hacer régimen.

Hasta que empecé a practicar el método Kaoru, había probado varias dietas, pero nunca conseguía los resultados que esperaba y sufría el efecto rebote. Cuando descubrí la rutina de la pelota de tenis, empecé a disfrutar con los ejercicios y, cuanto más practicaba, mejor me sentía. Incluso sin cambiar de alimentación, con cada día que pasaba notaba que mi cuerpo se volvía más ligero y, en solo un mes, había reducido el volumen de la cintura. En poco tiempo, todos mis conocidos me decían que tenía el rostro más fino y la mandíbula marcada. Pero los cambios no son solo externos: gracias al método Kaoru, tanto mi respiración como mi tránsito intestinal también han mejorado.

Un mes después

>>>>

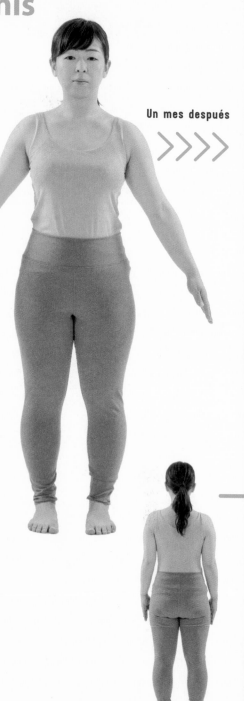

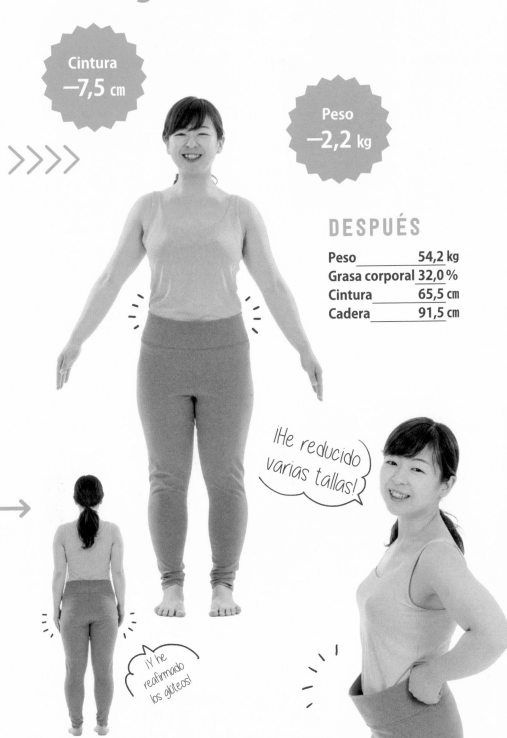

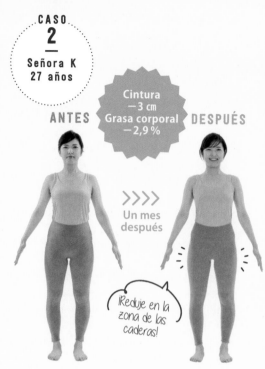

ANTES

Cintura
−3 cm
Grasa corporal
−2,9 %

DESPUÉS

>>>>
Un mes
después

¡Reduje en la zona de las caderas!

Objetivo: verme bien el día de mi boda

Me propuse seguir el método Kaoru con la vista puesta en mi boda. Cuanto más hago los ejercicios, más ligera me siento. Si practico por la mañana, la sensación de bienestar me acompaña a lo largo de todo el día, y, si practico antes de dormir, descanso plácidamente, así que he convertido este entrenamiento en una rutina matutina y vespertina. En el transcurso de un mes he notado que la zona del abdomen se reducía y la hinchazón del rostro desaparecía. Poco a poco me acerco a mi meta. Tengo muchas ganas de que llegue el día de mi boda, y estoy segura de que continuaré con esta rutina diaria después.

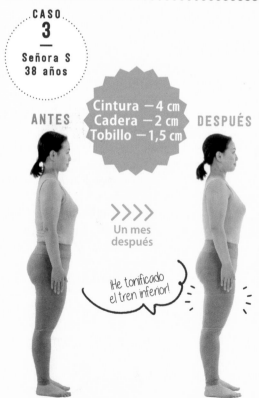

ANTES

Cintura −4 cm
Cadera −2 cm
Tobillo −1,5 cm

DESPUÉS

>>>>
Un mes
después

¡He tonificado el tren inferior!

Antes solo podía llevar ropa holgada

Lo había intentado todo, dieta y deporte. Cuando empecé esta rutina no estaba segura de si podría ser constante, pero Kaoru me comentó que no hay una forma correcta de hacerla y me recomendó ir a mi propio ritmo. Sus palabras me alegraron y aliviaron mucho. Aunque antes no era nada perseverante y abandonaba al poco de empezar, entrené un mes sin saltarme ni un solo día, lo que me dio más confianza. Logré tonificar espalda y piernas poco a poco y pude empezar a usar pantalones sin pensar en si eran holgados o no.

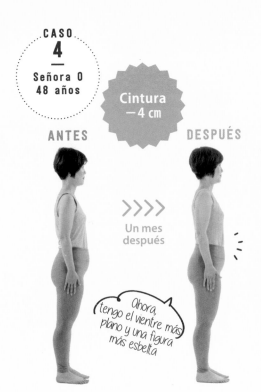

**CASO
4**
—
Señora O
48 años

Cintura
−4 cm

ANTES · DESPUÉS

>>>> Un mes
después

Ahora, tengo el vientre más plano y una figura más esbelta

He reducido el volumen de la zona del vientre y ya no sufro estreñimiento

Al principio, cuando hacía los ejercicios para relajar la planta del pie, sentía un dolor punzante y pensaba que me resultaría imposible continuar. Pero perseveré y, a medida que me ejercitaba, me acostumbré a la sensación y el dolor desapareció. Desde que hago los ejercicios, mi tránsito intestinal ha mejorado y me siento más ligera, la hinchazón de las piernas ha desaparecido y tengo el vientre más plano. Gracias a los ejercicios, ahora soy consciente de dónde acumulaba tensión y de mis malos hábitos. ¡Por fin estoy recogiendo los frutos de mi esfuerzo!

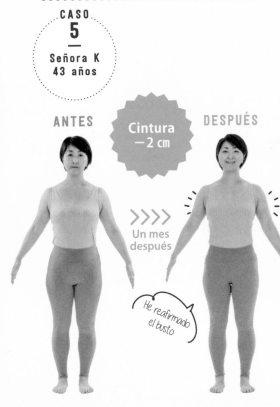

**CASO
5**
—
Señora K
43 años

Cintura
−2 cm

ANTES · DESPUÉS

>>>> Un mes
después

He reafirmado el busto

Mis dolencias crónicas han desaparecido y he reafirmado el busto

En mi caso, ya tenía experiencia con el yoga y el pilates, y por eso creía que era flexible, pero ¡mis músculos estaban más tensos y rígidos de lo que pensaba! Después de dos semanas con el método Kaoru, comprendí que, si no hacía los ejercicios, no me relajaba y la tensión muscular no desaparecía, así que empecé a llevarme una pelota en los viajes de trabajo. Gracias a los ejercicios, no solo he transformado mi silueta, sino que también he mejorado problemas que llevaba arrastrando durante años, como las migrañas o el dolor de espalda. Y lo mejor es que, además, he reafirmado el busto. ¡Es increíble!

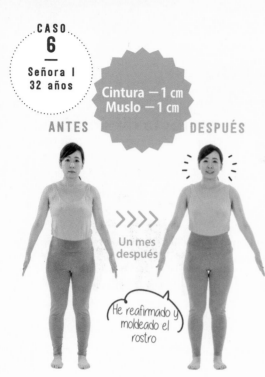

CASO 6

Señora I
32 años

Cintura −1 cm
Muslo −1 cm

ANTES — DESPUÉS

Un mes después

He reafirmado y moldeado el rostro

Enseguida noté los cambios faciales y mi estado de ánimo general ha mejorado

Kaoru me dijo: «No pienses en hacer todo a la perfección; lo importante es que seas constante, aunque solo sea con una cosa». Por eso, por muy ocupada que esté, sigo practicando los ejercicios dentro de mis posibilidades. Recomendaría a cualquiera persona los ejercicios para relajar y moldear el rostro. Tras solo una jornada de ejercicios, la gente ya empezaba a ver los cambios, y eso me hizo muy feliz. Quiero seguir progresando para sentirme más atractiva.

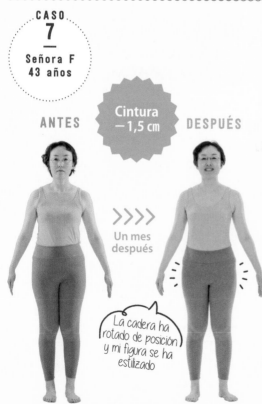

CASO 7

Señora F
43 años

Cintura −1,5 cm

ANTES — DESPUÉS

Un mes después

La cadera ha rotado de posición y mi figura se ha estilizado

Mi temperatura corporal ha aumentado y ya no tengo frío constantemente

Al empezar a practicar el método Kaoru, he activado músculos que antes no usaba a menudo, así que, al principio, tenía dolores musculares. Sin embargo, enseguida me acostumbré y empecé a sentirme cómoda practicando los ejercicios. Antes tenía frío a todas horas y apenas transpiraba, pero, después de realizar la rutina básica por primera vez, acabé sudando la gota gorda. He seguido la rutina a diario y ya no tengo que preocuparme por la sensibilidad al frío gracias al ligero aumento de mi temperatura corporal. Este cambio me ha venido muy bien. Sin duda, seguiré practicando los ejercicios durante mucho tiempo.

¡Tras la primera sesión, notarás la diferencia en la talla!

El primer día de la rutina, con solo uno de los tres ejercicios básicos de 2 relajaciones + 1 estiramiento, las participantes redujeron su cintura y los entrenadores que las guiaron aseguraron que conseguirían reducirla todavía más. La rutina de la pelota de tenis funciona y sus efectos inmediatos son notables.

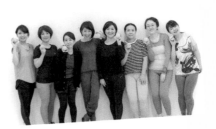

Tras la primera sesión…

La señora O (48 años) redujo 4 cm de cintura y 3 cm de cadera
Las señoras Y (33 años) y K (43 años) redujeron 3 cm de cintura
Las señoras K (27 años) y S (38 años): redujeron 2 cm de cintura

¿Cuáles son los trucos de quienes realizan los ejercicios del método Kaoru a diario?

Lo primero que hago por la mañana es extender la esterilla de yoga para motivarme.
(Señora Y, 33 años)

¡La pelota de tenis es mi amiga! La llevo conmigo a todas partes.
(Señora K, 27 años)

Me ejercito con la pelota siempre que puedo, mientras veo la televisión o me lavo los dientes.
(Señora O, 48 años)

Compré varias pelotas para repartirlas por toda la casa y, así, hacer los ejercicios en cualquier momento libre.
(Señora K, 43 años)

Elige los ejercicios más adecuados para ti
Test de diagnóstico

A partir de la página 47 encontrarás los ejercicios básicos de la rutina de la pelota de tenis. El contenido está dividido en tres secciones: cintura, rostro y cadera. Utiliza este test de diagnóstico para identificar qué ejercicios se

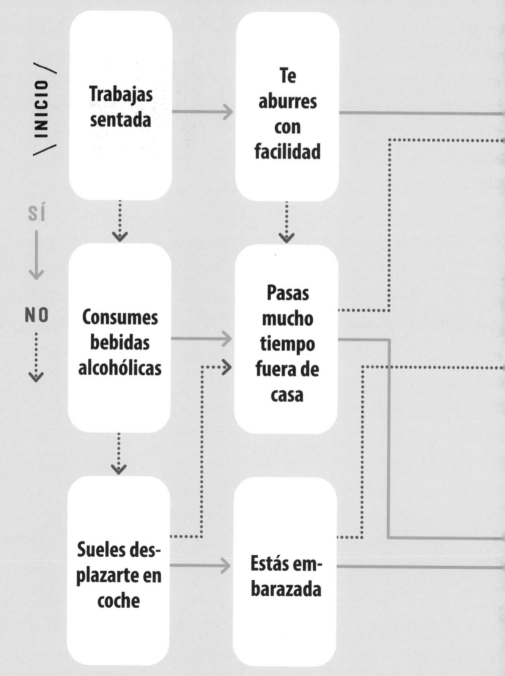

ajustan mejor a ti, según tu personalidad y tus hábitos, y consigue los mejores resultados fácilmente. No obstante, no importa la zona del cuerpo que el diagrama te sugiera: puedes trabajar cualquiera de las tres partes.

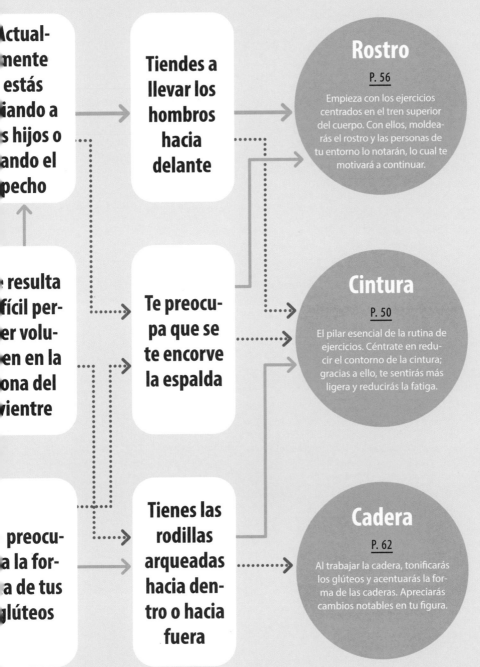

Actualmente estás ...ando a ...s hijos o ...ando el pecho

Tiendes a llevar los hombros hacia delante

Rostro

P. 56

Empieza con los ejercicios centrados en el tren superior del cuerpo. Con ellos, moldearás el rostro y las personas de tu entorno lo notarán, lo cual te motivará a continuar.

...resulta ...fícil per-...er volu-...en en la ...ona del ...ientre

Te preocu-pa que se te encorve la espalda

Cintura

P. 50

El pilar esencial de la rutina de ejercicios. Céntrate en reducir el contorno de la cintura; gracias a ello, te sentirás más ligera y reducirás la fatiga.

...preocu-...a la for-...a de tus ...lúteos

Tienes las rodillas arqueadas hacia den-tro o hacia fuera

Cadera

P. 62

Al trabajar la cadera, tonificarás los glúteos y acentuarás la forma de las caderas. Apreciarás cambios notables en tu figura.

Instrucciones para los ejercicios

Explicación

Aclaraciones que debes tener en cuenta.

Secuencia del ejercicio.

Duración del ejercicio y número de repeticiones.

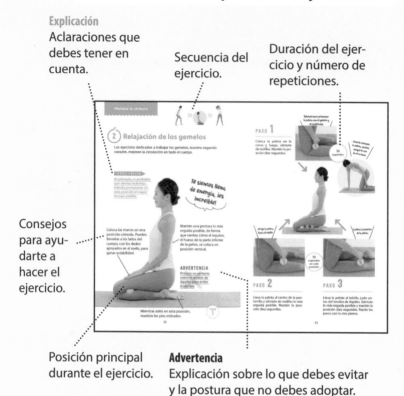

Consejos para ayudarte a hacer el ejercicio.

Posición principal durante el ejercicio.

Advertencia

Explicación sobre lo que debes evitar y la postura que no debes adoptar.

Aclaraciones a tener en cuenta

● Evita estimular el mismo punto con la pelota durante más de treinta segundos, especialmente la zona del cuello, ya que es una parte por la que pasan nervios y vasos sanguíneos importantes. No apliques mucha fuerza.

● Si tienes la piel sensible, no ejerzas presión con la pelota de tenis directamente: protégete con ropa o cubre la pelota con una tela.

● Si sufres hemorragias internas, no presiones con la pelota de tenis directamente sobre la piel; hazlo sobre la ropa y sin ejercer demasiada fuerza.

● Los ejercicios que presentamos en este libro no son un tratamiento médico y no deben usarse para tratar una afección particular, sino para mejorar tu estado general de una forma sana y positiva.

● Los resultados de los ejercicios que aparecen a continuación varían de unas personas a otras.

● Si sufres alguna enfermedad crónica y has estado hospitalizada, o hay posibilidades de que estés embarazada, consulta a un especialista antes de empezar con esta rutina.

● Hasta que te acostumbres a los ejercicios, ayúdate de una silla o una pared. Ten cuidado de no resbalarte con la pelota.

Cuanto más sepas, más fácil será adelgazar

El secreto
de la rutina de la pelota de tenis

¿En qué consiste la rutina de la pelota de tenis?

Con esta rutina, utilizarás la pelota de tenis para destensar los músculos y ganar elasticidad mediante ejercicios sencillos. Las fascias son las membranas que envuelven los músculos y, cuando estos se tensan, las fascias se inflaman, dificultan el movimiento y provocan dolor. Con los diferentes ejercicios que te propongo a continuación, trabajarás distintas partes del cuerpo para recuperar una condición física óptima.

1 Destensarás las fascias

∨
∨

2 Ganarás movimiento gracias a la relajación de las fascias

∨
∨

3 Reajustarás todo el cuerpo

∨
∨

4 Incrementarás el rango de movimiento de las articulaciones

∨
∨

5 Tu circulación y flujo linfático mejorarán

∨
∨

6 Acelerarás el metabolismo

∨
∨

7 Perderás peso y conseguirás una figura esbelta

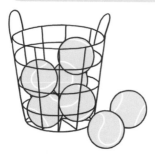

Beneficios de la rutina de la pelota de tenis

Moverás los músculos con mayor facilidad

● Reducirás el volumen de zonas en las que se acumula celulitis con facilidad, como el vientre, los glúteos o los muslos.

● Conseguirás una mayor estabilidad en todo el cuerpo al liberar las tensiones acumuladas en la espalda y notarás una mejora significativa en el movimiento del torso. También reducirás la sensibilidad al frío y el estrés.

● Corregirás la forma del arco de la planta del pie, que cambia la posición del centro de gravedad. A su vez, esto te permitirá corregir la distorsión de la pelvis, con lo que obtendrás una cintura más estilizada.

● Reducirás la sensación de frío en los pies gracias a la mejora del riego sanguíneo.

● Reducirás progresivamente la tensión en los hombros.

● Disfrutarás de una mayor capacidad de concentración gracias a la mejora del riego sanguíneo.

Reajustarás todo el cuerpo

● La distorsión pélvica desaparecerá gracias a la corrección de la postura corporal, con lo que obtendrás una figura más esbelta.

Acelerarás el metabolismo

● Mediante la estimulación en la zona de los omóplatos, acelerarás los procesos metabólicos y te resultará mucho más fácil perder peso.

Tu circulación y flujo linfático mejorarán

● Facilitarás el funcionamiento de los órganos excretores que se encargan de la eliminación de los productos de desecho.

● Conseguirás un cutis más firme, sano y luminoso.

● Reducirás la hinchazón en todo el cuerpo.

Baja de talla con el método Kaoru y continúa con la rutina para perder peso

Los resultados inmediatos te motivan a continuar

Como entrenadora personal e instructora de *fitness,* he comprobado que, tras una sesión de **ejercicios básicos,** mis alumnos han conseguido reducir entre 3 y 4 centímetros de cintura (página 23). De hecho, a menudo me dicen que, cuando vuelven a su casa después de una sesión, lo hacen con la sensación de que los pantalones les quedan más grandes que antes de realizar los ejercicios, lo que demuestra los efectos inmediatos.

No obstante, esto no significa que con hacer solo una sesión de ejercicios vayas a perder grasa corporal. Si trabajas los gemelos con la pelota, la inflamación de los tobillos se reducirá, lo que, a la larga, te permitirá reajustar el centro de gravedad y el esqueleto. Solo así te desharás de la grasa alojada en la zona del vientre. En otras palabras: la grasa no desaparecerá, sino que se redistribuirá correctamente.

En caso de que retomaras tu rutina habitual, la pelvis se desajustaría de nuevo y la grasa volvería a acumularse en la zona del vientre. En cambio, si eres constante con los ejercicios, notarás cómo disminuye la grasa corporal y, tras un mes de ejercicio continuado, conseguirás perder hasta siete centímetros y medio (página 18).

En la sección de ejercicios básicos encontrarás actividades que te permitirán ejercitar tanto el tren superior como el inferior. No es necesario que trabajes todo en conjunto; si centras tus energías en una zona concreta, los resultados serán más satisfactorios. Al mejorar la circulación, acelerarás el metabolismo y el cuerpo quemará grasas más rápido, por lo que te resultará más fácil conseguir la figura con la que siempre has soñado.

La rutina de ejercicios está pensada para que puedas practicar a diario; piensa en ella como una técnica de cuidados especiales que seguir antes de afrontar tu día.

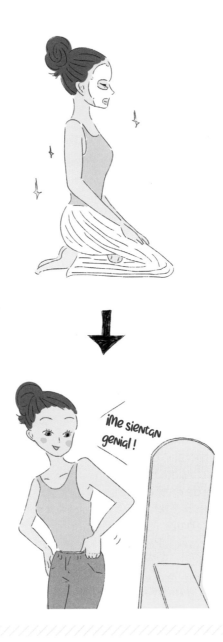

El método definitivo para quienes han probado muchos métodos

Despídete de los dolores y las molestias

Me considero una persona que conoce bien su propio cuerpo y el de los demás. A lo largo de mi vida, he gozado de lo que se considera una buena forma física, tanto en lo que respecta a la salud como al aspecto. He practicado *ballet,* aeróbic, diferentes estilos de danza, yoga, pilates, entrenamientos de fuerza con oclusión… Me convertí en una atleta de alto rendimiento, me formé como instructora y acabé absorta entre tantos tipos de baile, deportes y rutinas deportivas.

Sin embargo, sentía que no había forma de deshacerme de las contracturas y relajar el cuerpo sin la ayuda de otra persona, ya fuera mediante ajustes quiroprácticos, masajes o acupuntura. Es muy importante realizar ejercicios de relajación y estiramientos para reajustar el cuerpo (encontrarás una explicación detallada en la página 40). Es cierto que el yoga y el pilates ayudan a ganar elasticidad, pero, personalmente, este tipo de prácticas no me ayudaban a relajarme. En una ocasión, una instructora de pilates canadiense me enseñó una forma de relajar la planta de los pies usando una pelota de tenis. Al ponerla en práctica la primera vez, desaparecieron las molestias y sentí los pies más ligeros, menos hinchados. Me sorprendió que el efecto fuera tan rápido y, también, haber sido yo misma quien hubiese acabado con el dolor.

Como persona que escucha a su cuerpo, aprendí la lección y, a partir de entonces, empecé a investigar cómo usar la pelota de tenis en diferentes partes del cuerpo para conseguir un efecto relajante. Cuando empecé a enseñar este método a mis alumnas en el estudio, la respuesta fue asombrosa. El uso de la pelota de tenis como herramienta para relajar el cuerpo es muy conocido en Reino Unido y Estados Unidos, especialmente entre los instructores de pilates.

Es evidente que ciertas actividades físicas son más beneficiosas para unas personas que para otras; no obstante, si me preguntaran qué rutina recomendaría a todo el mundo, sin duda contestaría que la de este libro.

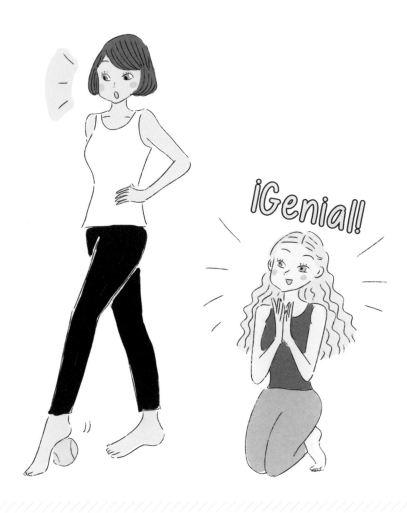

¿Por qué se estiliza la cintura al ejercitar la planta de los pies?

La relajación de la planta de los pies es, seguramente, el ejercicio más importante

El ejercicio de esta rutina al que debes prestar más atención es el de la relajación de la planta de los pies (página 50) con la pelota de tenis. Si, durante un día muy ajetreado, no tienes tiempo para hacer diferentes ejercicios y tuvieras que elegir solo uno, te aconsejo que te decantes por este. Cuanto más lo practiques, más estilizarás la cintura.

Es extraño pensar que haciendo rodar una pelota con la planta del pie conseguirás una cintura esbelta. Pero tiene una explicación. La fascia plantar se extiende en forma de abanico desde el talón hasta la base de cada uno de los dedos del pie y es la encargada de mantener el arco plantar y absorber la energía generada por el impacto del pie contra el suelo, por lo que juega un papel importante en nuestra estabilidad.

Cuando la fascia se inflama, el arco plantar se aplana y no absorbe bien los impactos que se producen al andar. Como resultado, se produce un desajuste de la alineación corporal que lleva a una pérdida del equilibrio debido a la inclinación de la pelvis y la desviación de las rodillas.

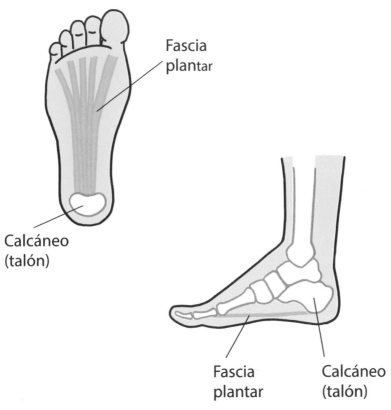

Fascia plantar

Calcáneo (talón)

Fascia plantar

Calcáneo (talón)

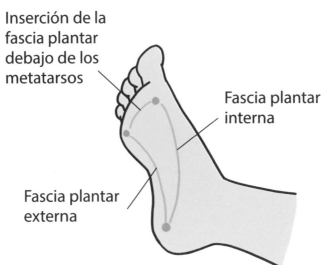

Inserción de la fascia plantar debajo de los metatarsos

Fascia plantar interna

Fascia plantar externa

La razón por la que debes estirar los dedos de los pies

Las fascias y los músculos se relajan cuando haces rodar la pelota con la planta del pie, con lo que se libera la tensión acumulada y se restablece la forma del arco plantar. Solo con este ejercicio, el centro de gravedad de nuestro cuerpo cambia. La alineación corporal mejorará —estés de pie o mientras caminas— y la pelvis sostendrá de forma correcta el tren inferior del cuerpo. Casi todas las personas sufren algún tipo de inclinación pélvica, ya sea hacia delante (anteversión pélvica) o hacia atrás (retroversión pélvica), las cuales se pueden revertir gradualmente. A medida que desaparecen los dolores de la zona pélvica, todo el cuerpo experimenta una reestructuración: el esqueleto regresa a su posición original y los órganos internos se recolocan.

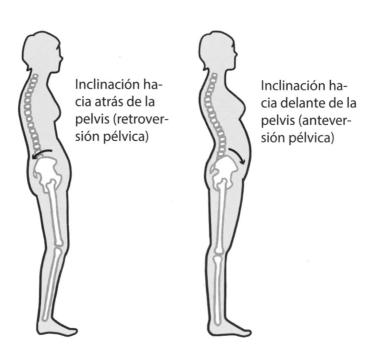

Inclinación hacia atrás de la pelvis (retroversión pélvica)

Inclinación hacia delante de la pelvis (anteversión pélvica)

Solo así conseguirás una cintura marcada.

¿Dedicas tiempo a estirar los dedos de los pies? ¿Eres capaz de extender los dedos de los pies al máximo? Si no es el caso, es posible que sufras una inflamación en la fascia plantar. Todos los días usamos calzado que nos comprime el pie y caminamos más de lo que creemos, lo que provoca la inflamación de la fascia plantar. Por eso es importante que incluyas ejercicios que ayuden a destensar y relajar la planta y los dedos del pie.

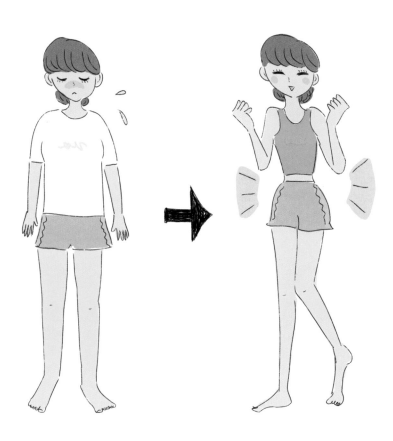

¿Por qué se estiliza la cintura si presiono los gemelos con la pelota?

Pon a trabajar
tu segundo corazón

Tal vez creas que ya sabes por qué es importante trabajar la planta del pie para estilizar la cintura y que con eso es suficiente. Pero si buscas resultados a largo plazo y visibles, es muy importante que trabajes adecuadamente la planta del pie y los gemelos (páginas 52 y 79). Si te ves con ganas, te recomiendo que pruebes también los ejercicios para las espinillas (página 80).

Fascias de gran tamaño recorren tanto la planta de los pies como las pantorrillas, y la manera más eficiente de cambiar la posición de la pelvis es relajando ambas zonas: la planta del pie y gemelos y espinillas.

Además, los gemelos son muy relevantes, ya que funcionan como un segundo corazón: impulsan la sangre desde la parte inferior del cuerpo de vuelta al corazón. La estimulación directa con la pelota tiene como resultado una mejora de la circulación sanguínea, lo cual, al mismo tiempo, conlleva una aceleración de los procesos metabólicos.

Con el paso de los años, es normal que los músculos se contraigan. Y hacer ejercicios como, por ejemplo, un entrenamiento de fuerza con los músculos contraídos, puede provocar dolencias y alteraciones en el cuerpo.

Según mi propia experiencia, el punto de inflexión se produce a los cuarenta. A partir de entonces, te recomiendo que intentes controlar las contracturas mediante la relajación muscular. Es posible que pienses que, si eres joven, no necesitas hacer nada al respecto, pero, cuanto antes aprendas estas técnicas de relajación, antes disfrutarás de un cuerpo libre de molestias y tensiones.

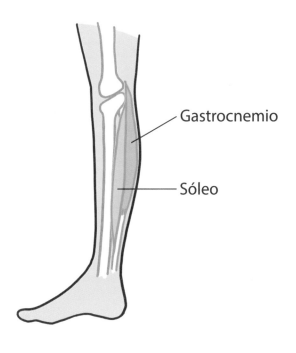

Gastrocnemio

Sóleo

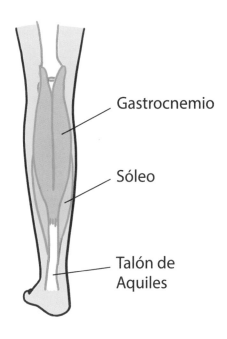

Gastrocnemio

Sóleo

Talón de
Aquiles

Moldea la figura relajando y estirando los músculos

Graba en la memoria muscular la elasticidad que quieres conseguir

A continuación, quiero explicarte por qué es importante que aprendas a relajar el cuerpo. Con estos ejercicios y una pelota de tenis, destensarás los músculos y las fascias para, después, dar el siguiente paso: realizar los estiramientos. De esta forma, te mantendrás en buena forma durante más tiempo.

Debes centrar tus esfuerzos en fijar un recuerdo duradero en los músculos y fascias que has destensado, para que sepan que esa es su auténtica forma y elasticidad. Es como cuando planchamos la ropa para que recupere el aspecto que tenía cuando la compramos; mediante los estiramientos, el cuerpo recordará ese estado original.

El truco para que los estiramientos funcionen es la repetición. La causa de la rigidez y las molestias que experimentamos se encuentra en la manera en que nos hemos acostumbrado a movernos en nuestro día a día. Por eso, cuantas más veces repitas los ejercicios para corregir esos movimientos inapropiados, mejores serán los resultados. El objetivo es lograr que el cuerpo recuerde una sensación agradable el mayor número de días posibles para alcanzar un nivel de elasticidad óptimo.

Relajación

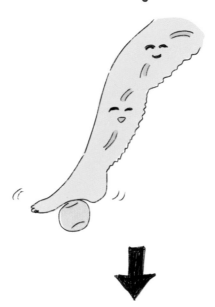

Estiramiento

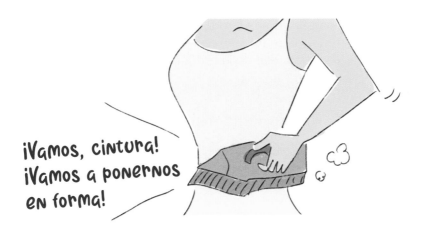

¡Vamos, cintura!
¡Vamos a ponernos
en forma!

Lo importante no es el peso, sino la silueta

La posición de los huesos cambia la silueta

Cuando empezamos una dieta, con frecuencia nos ponemos como objetivo bajar una cantidad de kilos en un determinado periodo de tiempo. Quizá a estas alturas hayas experimentado que, a pesar de haber perdido tres o cuatro kilos, los cambios apenas se advierten.

Sin embargo, existe la posibilidad de cambiar nuestra silueta sin la necesidad de perder peso. Al usar la pelota de tenis, los huesos se recolocan correctamente, el vientre se reduce, la cintura se estiliza, los glúteos se tonifican, el pecho se expande y reafirma, el cuello se alarga y el rostro se moldea. Además, la circulación sanguínea mejora y el metabolismo se acelera. En definitiva, con este método no verás cambios solo en una zona concreta del cuerpo, sino que el progreso será general.

El objetivo de esta rutina no se limita a la pérdida peso; más bien, se trata de conseguir una bonita figura. Si quieres que tu meta sea más específica, te recomiendo que, en lugar de en el peso, te centres en el volumen de la cintura, las piernas o los gemelos.

Objetivo:
lucir una figura bonita

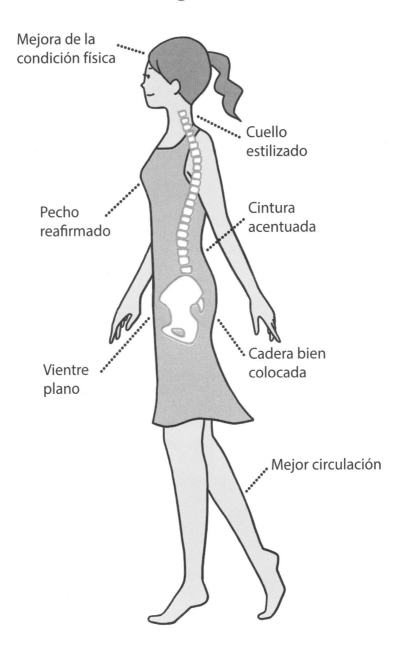

Mejora de la
condición física

Cuello
estilizado

Pecho
reafirmado

Cintura
acentuada

Vientre
plano

Cadera bien
colocada

Mejor circulación

Preguntas frecuentes sobre

Pregunta 1

¿Cuándo se obtienen mejores resultados, por la mañana o por la noche?

R Cada franja horaria tiene sus beneficios. Si sigues la rutina por la mañana, el cuerpo se pone en marcha y el rango de movimiento durante el día aumenta. En el caso de ejercitarte por la noche, liberarás la tensión acumulada en las fascias y descansarás plácidamente. Tampoco supone ningún inconveniente realizar la rutina por la mañana y repetirla por la noche.

Pregunta 2

¿Puedo hacerla después de comer?

R Dado que ninguno de los ejercicios estimula la digestión, no hay ningún problema, aunque lo ideal es esperar al menos una hora después de comer.

Pregunta 3

¿Pasa algo si hago los ejercicios durante mucho tiempo?

R Yo suelo realizar los diferentes ejercicios durante el periodo de una hora, así que puedes dedicarles todo el tiempo que quieras. Aun así, ten cuidado y no apliques presión durante más de treinta segundos en la misma zona.

Pregunta 4

Si no dispongo de mucho tiempo, ¿qué ejercicios debería priorizar?

R En caso de tener que elegir un solo ejercicio, ese sería el de la relajación de las plantas de los pies (página 50). Cuando tengas un poco más de tiempo, echa un vistazo al test de diagnóstico para ver en qué ejercicios deberías centrarte a continuación, y, cuando estés más libre, sigue con el resto de ejercicios básicos.

Pregunta 5

Siento el cuerpo muy agarrotado, ¿qué puedo hacer?

R Te recomiendo que hagas los ejercicios después de una buena ducha o un baño para relajar los músculos previamente. Si no puedes hacer los ejercicios en el suelo con las piernas estiradas, puedes intentarlo sentada en una silla.

la rutina de la pelota de tenis

Pregunta 6

¿Tengo que acostumbrarme al dolor si quiero perder peso?

R Si sientes dolor de verdad, lo único que conseguirás con los ejercicios será el efecto contrario, ya que las fascias se resistirán al movimiento y no se relajarán. Para alcanzar un punto en el que te sientas cómoda, es importante que escuches a tu cuerpo al tiempo que ejerces presión. A medida que practiques más, mayor será el efecto relajante en las fascias y antes remitirá el dolor.

Pregunta 7

¿Puedo usar una pelota de tenis barata?

R No pasa nada por usar una pelota barata, pero es posible que no tenga un tacto suave o que no trabajes bien con ella. Mi recomendación es que compres un lote con varias pelotas de tenis. A medida que las uses, liberarán el aire que tienen comprimido en el interior, por lo que deberás cambiarlas con frecuencia. Por experiencia propia, si practicas todos los días, te recomiendo que cambies de pelota una vez al mes.

Pregunta 8

¿Puedo usar una pelota que no sea de tenis?

R La pelota de tenis es elástica y el suave fieltro exterior permite trabajar bien con ella. Una pelota de golf, por ejemplo, sería demasiado pequeña y dura, y los músculos se tensarían al ejercitarse con ella.

Pregunta 9

¿Es recomendable hacer los ejercicios sobre una esterilla?

R Los ejercicios consisten en pisar y hacer rodar la pelota, por lo que es recomendable hacerlos sobre una esterilla, una alfombra, una toalla de baño o cualquier superficie plana que retenga la pelota, de manera que no salga disparada, algo que puede suceder con facilidad. No obstante, no es imprescindible utilizar una esterilla.

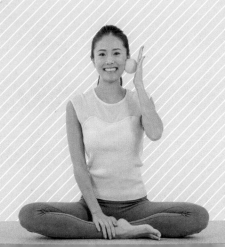

Conoce la parte posterior de tu cuerpo

A la hora de hacer ejercicio, generalmente nos centramos en la parte delantera del cuerpo, ya que es la que vemos cuando nos miramos en el espejo. Es probable que, si has ido al gimnasio, te hayan dicho que, para fortalecer los abdominales, tienes que trabajar la espalda. Pero, para ello, es importante que fortalezcas tanto la parte anterior como posterior del tren superior.

Los motivos por los que se tensan los músculos de una u otra parte son diferentes. Los músculos delanteros se tensan cuando los usamos en exceso, mientras que los de la parte posterior lo hacen por desuso.

Con la rutina de la pelota de tenis trabajarás desde la parte baja de los hombros, pasando por los glúteos, los cuádriceps y los gemelos hasta la planta del pie; en definitiva, toda la parte posterior del cuerpo. Al relajar las fascias tensadas por el desuso y los músculos de la parte delantera que has sobrecargado hasta ahora, reajustarás y reequilibrarás todo el cuerpo.

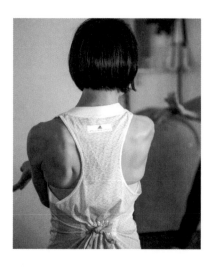

Con estos ejercicios, cambiarás drásticamente tu figura

Ejercicios básicos

Ejercicios básicos

Tres puntos básicos

Ha llegado el momento de empezar con la rutina. A continuación, verás que no es complicada de seguir. Gracias a los ejercicios de relajación y los estiramientos, conseguirás moldear la cintura, el rostro y la cadera.

1

Busca tu comodidad

Debes sentirte lo más cómoda posible cuando hagas los ejercicios. Al principio, antes de acostumbrarte a la práctica con la pelota de tenis, puede que sientas algo de dolor, pero, si este persiste, los ejercicios tendrán el efecto contrario al deseado. Los músculos experimentarán rigidez y se endurecerán. Si sientes molestias en una zona, intenta no ejercer demasiado peso o reduce el tiempo que dedicas a cada ejercicio. Lo importante es que te sientas cómoda en todo momento.

2

No olvides respirar

Es importante que hagas respiraciones lentas y profundas. En caso de no respirar de manera adecuada, el esfuerzo invertido en hacer los ejercicios no tendrá los resultados esperados; además, una mala respiración puede provocar un aumento de la presión arterial. Es fundamental que tomes consciencia de tu respiración.

3

Ejercita todo el cuerpo

No te centres solo en aquellas zonas del cuerpo donde sientas rigidez o dolor porque las molestias, sea donde sea que se concentren, desaparecerán a medida que hagas los ejercicios. Te recomiendo que empieces por la parte más dolorida o tensa, seguir luego por la que te resulte más fácil trabajar y, por último, regresar a la zona dolorida o tensa.

Ejercicios básicos
ÍNDICE

Moldea la cintura

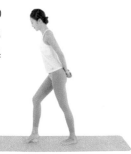

Moldea el rostro

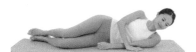

Moldea la cadera

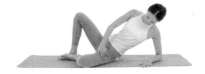

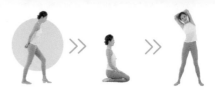

1 Relajación de la planta de los pies

Al relajar los músculos de la planta del pie, reajustarás el arco plantar y la pelvis, y estilizarás la cintura.

EXPLICACIÓN

Haz rodar la pelota siguiendo una trayectoria lo más recta posible, ejerciendo presión desde el talón hasta los dedos del pie.

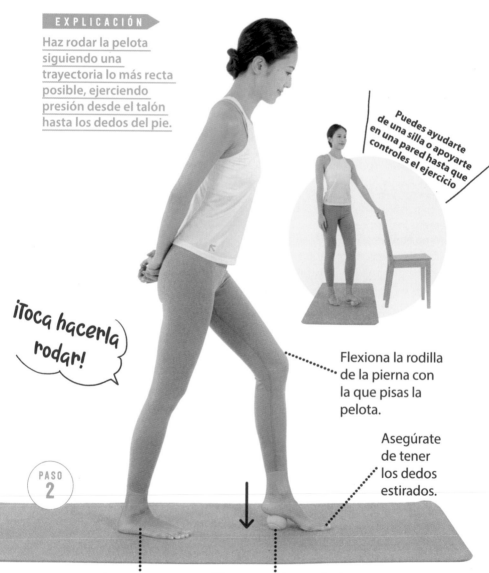

Puedes ayudarte de una silla o apoyarte en una pared hasta que controles el ejercicio

¡Toca hacerla rodar!

Flexiona la rodilla de la pierna con la que pisas la pelota.

Asegúrate de tener los dedos estirados.

PASO 2

Coloca una pierna atrás.

Ejerce presión verticalmente dejando caer el peso sobre la pelota.

PASO 1

Colócate de pie con los pies juntos y une las manos detrás de la espalda. Luego, pisa la pelota con uno de los pies dejando el talón apoyado en el suelo y encoge y estira los dedos varias veces.

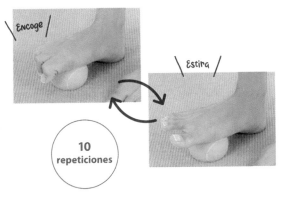

Encoge

Estira

10 repeticiones

PASO 2

Lleva una pierna atrás y, con la pierna adelantada, haz rodar la pelota por todo el pie, desde los dedos hasta el talón. Cuando lleves la pelota al talón, mantén el tobillo, el empeine y los dedos estirados, como en la imagen.

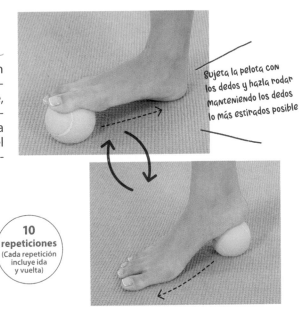

Sujeta la pelota con los dedos y hazla rodar manteniendo los dedos lo más estirados posible

10 repeticiones
(Cada repetición incluye ida y vuelta)

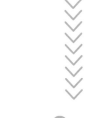

PASO 3

Balancea el tobillo para relajarlo durante unos cinco segundos y repite el ejercicio con la otra pierna.

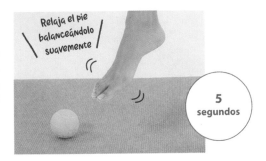

Relaja el pie balanceándolo suavemente

5 segundos

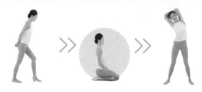

2 Relajación de los gemelos

Los ejercicios dedicados a trabajar los gemelos, nuestro segundo corazón, mejoran la circulación en todo el cuerpo.

Al principio, es probable que sientas molestias. Intenta permanecer en esta posición el mayor tiempo posible.

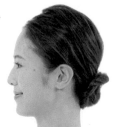

Te sientes llena de energía, ¡es increíble!

Coloca las manos en una posición cómoda. Puedes llevarlas a los lados del cuerpo, con los dedos apoyados en el suelo, para ganar estabilidad.

Mantén una postura lo más erguida posible, de forma que sientas cómo el isquion, el hueso de la parte inferior de la pelvis, se coloca en posición vertical.

ADVERTENCIA

Procura no sentarte sobre el tendón de Aquiles para evitar molestias

Mientras estés en esta posición, mantén los pies estirados.

PASO
1

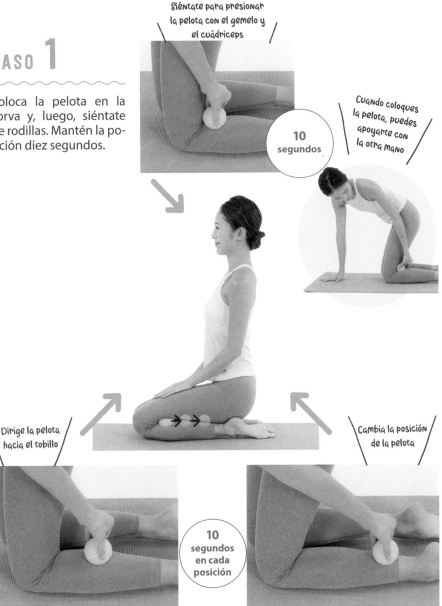

PASO 1

Siéntate para presionar la pelota con el gemelo y el cuádriceps

Coloca la pelota en la corva y, luego, siéntate de rodillas. Mantén la posición diez segundos.

10 segundos

Cuando coloques la pelota, puedes apoyarte con la otra mano

Dirige la pelota hacia el tobillo

Cambia la posición de la pelota

10 segundos en cada posición

PASO 2

Lleva la pelota al centro de la pantorrilla y siéntate de rodillas lo más erguida posible. Mantén la posición diez segundos.

PASO 3

Lleva la pelota al tobillo, justo antes del tendón de Aquiles. Siéntate lo más erguida posible y mantén la posición diez segundos. Repite los pasos con la otra pierna.

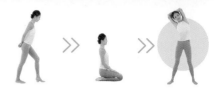

③ Estiramiento de la cintura

Al estirar la cintura, reajustarás la posición de la pelvis y conseguirás una figura estilizada.

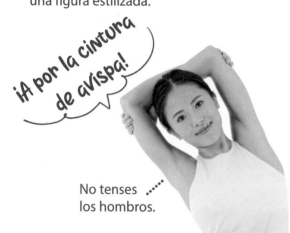

¡A por la cintura de avispa!

No tenses los hombros.

Arquea solo el torso por encima de la cintura.

Mantén la pelvis recta.

EXPLICACIÓN

Trata de imaginar que tu ombligo se alarga verticalmente cuando inclinas la columna hacia un lado con la ayuda de los brazos.

ADVERTENCIA

¡No aguantes la respiración!

Mantén bien apoyado en el suelo el talón de la pierna contraria al lado hacia el que te inclinas.

PASO
3

PASO 1

Separa las piernas de manera que queden alineadas con los hombros y mantén la cadera recta. Apoya bien los pies en el suelo, con los dedos ligeramente hacia fuera.

PASO 2

Por detrás de la cabeza, sujeta el codo derecho con la mano izquierda y el codo izquierdo con la mano derecha. Exhala, inclina el cuello hacia la izquierda y sigue el movimiento con la parte superior del cuerpo, como en la imagen. Usa tus costillas como referencia para saber hasta dónde inclinarte.

PASO 3

Acompasa la respiración a tus movimientos. Repite los pasos con el lado contrario.

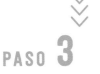

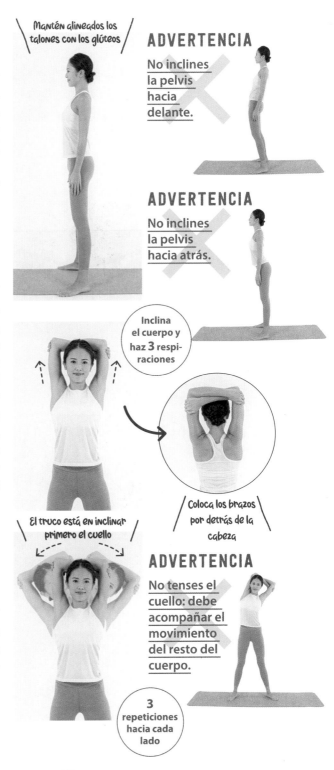

Mantén alineados los talones con los glúteos

ADVERTENCIA

No inclines la pelvis hacia delante.

ADVERTENCIA

No inclines la pelvis hacia atrás.

Inclina el cuerpo y haz 3 respiraciones

Coloca los brazos por detrás de la cabeza

El truco está en inclinar primero el cuello

ADVERTENCIA

No tenses el cuello: debe acompañar el movimiento del resto del cuerpo.

3 repeticiones hacia cada lado

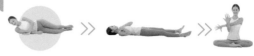

1 Relajación de los hombros

Al aliviar la tensión de los músculos de alrededor de los hombros, les devolverás elasticidad.

PASO 1

Identifica el punto en el que, al presionar, sientes dolor. Este suele encontrarse un poco más abajo del punto en el que el hombro conecta con el omóplato.

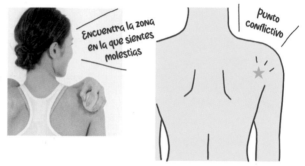

Encuentra la zona en la que sientes molestias

Punto conflictivo

Siente cómo se ajusta el hombro

Utiliza la palma de la mano para apoyarte en el suelo.

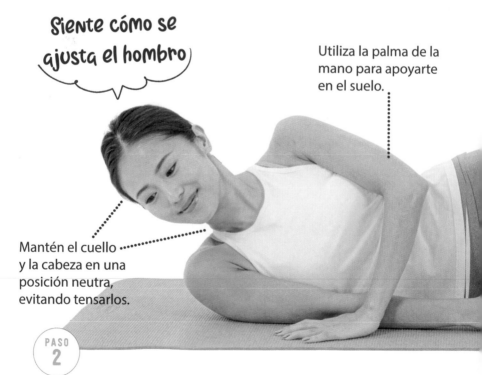

Mantén el cuello y la cabeza en una posición neutra, evitando tensarlos.

PASO 2

PASO 2

Gira, túmbate bocarriba y coloca la pelota en el punto en el que sientes dolor. Recuéstate lentamente sobre la pelota y deja caer tu peso sobre ella, como en la imagen. Mantén la posición diez segundos.

PASO 3

Mueve el cuerpo para que la pelota ejerza presión en el punto en que el hombro y el omóplato se encuentran. Repite los pasos con el otro hombro.

10 segundos

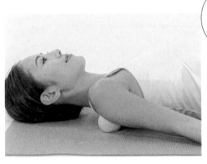

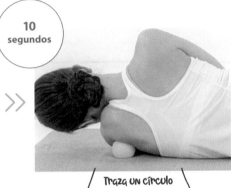

Traza un círculo lentamente

EXPLICACIÓN

Cuando relajamos los hombros, regresan a su posición natural, más bajos, y nos vemos mejor.

ADVERTENCIA

No contengas la respiración ni tenses los hombros.

10 segundos

No cruces las piernas.

Mantén los pies juntos.

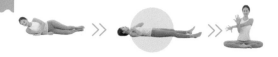

2 Relajación del pectoral menor

El ordenador, los teléfonos móviles, el trabajo sobre una mesa o escritorio… Todos los días, de forma continuada, tendemos a inclinarnos hacia delante, y, por eso, es importante desentumecer los pectorales.

PASO 1

Túmbate bocarriba y lleva la pelota un poco por debajo de la zona donde conectan la clavícula y el hombro. Ejerce presión sobre la pelota con las dos manos y realiza pequeños movimientos circulares.

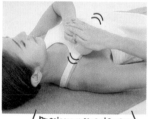

Presiona y masajea con movimientos circulares

Asegúrate de mantener los músculos relajados por debajo de la clavícula, desde el centro del pecho hasta el hombro.

PASO 2

Sigue la línea por debajo de la clavícula con movimientos que vayan desde el pecho hasta la zona donde se encuentran el brazo y el hombro.

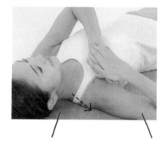

Mantén la espalda bien apoyada en el suelo.

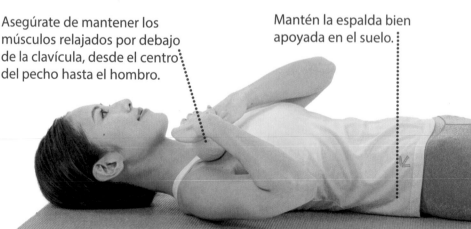

PASO 3

Desliza la pelota desde el pecho al punto donde el hombro se une al brazo. Puedes llevarla un poco por debajo de ese punto. Repite los pasos con el lado contrario.

Zonas que presionar

① ② ③ ④

lleva la pelota hacia abajo

5 repeticiones

PASO 2

¡Tonifica el busto!

EXPLICACIÓN

Expande el pecho desde el interior y tonifica el busto.

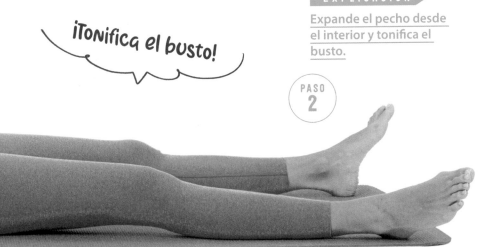

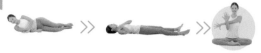

③ Estiramiento del cuello

Mediante este estiramiento de hombros y brazos, los omóplatos descienden, con lo que el cuello se alarga y el rostro se ve más fino.

EXPLICACIÓN

Imagina que tu brazo se estira más allá de tu cuerpo.

Consigue un cuello más estilizado

PASO
3

Mantén el cuello derecho.

Mantén el hombro lo más bajo posible.

Estira el codo.

Abre y extiende los dedos de la mano del brazo estirado.

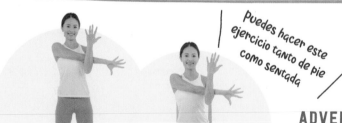

Puedes hacer este ejercicio tanto de pie como sentada

ADVERTENCIA

No aguantes la respiración, respira con normalidad.

PASO 1

Siéntate en el suelo o en una silla y extiende el brazo hacia delante.

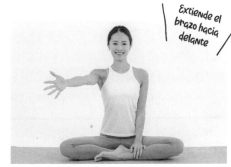

Extiende el brazo hacia delante

PASO 2

Rodea con el otro brazo el que has estirado y llévalo hacia el pecho.

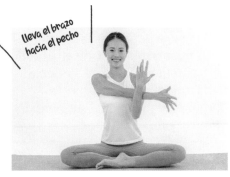

Lleva el brazo hacia el pecho

PASO 3

Gira el brazo extendido de forma que la palma de la mano mire hacia arriba y mantén la posición. Luego, gira el brazo ligeramente hacia dentro y haz que la palma de la mano mire hacia fuera. Repite los pasos con el otro brazo.

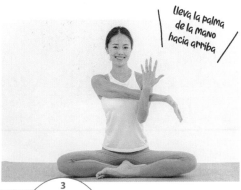

Lleva la palma de la mano hacia arriba

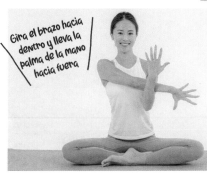

Gira el brazo hacia dentro y lleva la palma de la mano hacia fuera

3 repeticiones de 5 segundos en cada posición

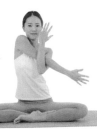

ADVERTENCIA

No subas el hombro.

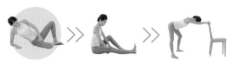

1 Relajación de los glúteos

Al aliviar la tensión muscular de los glúteos, reducirás volumen en la zona, tonificarás las nalgas y elevarás la cadera.

PASO 1

Siéntate en el suelo y coloca la pelota debajo de la cadera. Túmbate sobre el lado en el que has colocado la pelota y dobla la rodilla hacia fuera. El otro glúteo debe quedar suspendido en el aire.

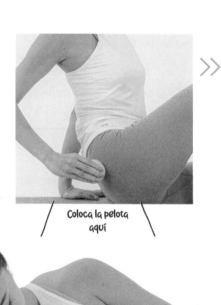

Coloca la pelota aquí

¡Muy pronto conseguirás unos glúteos tonificados!

PASO 2

Apoya en el suelo la mano del lado que estés trabajando con la pelota.

PASO 2

¡Sube de nivel!

Durante un minuto, haz rotar la pelota por el glúteo hasta encontrar el punto en el que se localiza el dolor. Es normal que la intensidad del dolor difiera entre la cadera derecha e izquierda. Repite con el otro lado.

Si bajas el centro de gravedad (inclinando un poco el cuerpo), probablemente notes una ligera molestia debido al aumento de peso en la zona. Después, sentirás la pierna y la cadera más ligeras.

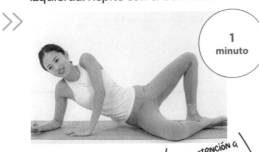

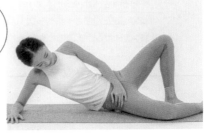

1 minuto

presta atención a tu cuerpo y nota si sientes presión en la zona

EXPLICACIÓN

Los efectos de la relajación de los glúteos se notarán en todo el cuerpo.

ADVERTENCIA

Evita que la pelota entre en contacto directo con el sacro y el isquion.

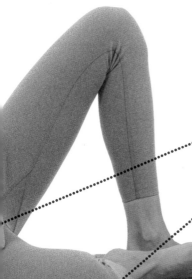

Dobla hacia arriba la rodilla del lado en el que no tengas la pelota.

Dobla hacia fuera la rodilla de la pierna que estés trabajando.

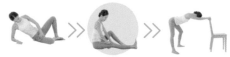

② Relajación de los cuádriceps

Al trabajar directamente el cuádriceps, aliviarás la rigidez muscular de la zona y reducirás la flacidez de los glúteos.

EXPLICACIÓN

Toma consciencia del movimiento de la articulación de la cadera. Cuando ejercites la pierna izquierda, coloca la mano derecha sobre la izquierda (como en la imagen) y viceversa.

También puedes hacer el ejercicio sentada en una silla. La pierna que se ejercita debe quedar suspendida en el aire de forma que puedas balancearla

¡La pelota se resiste!

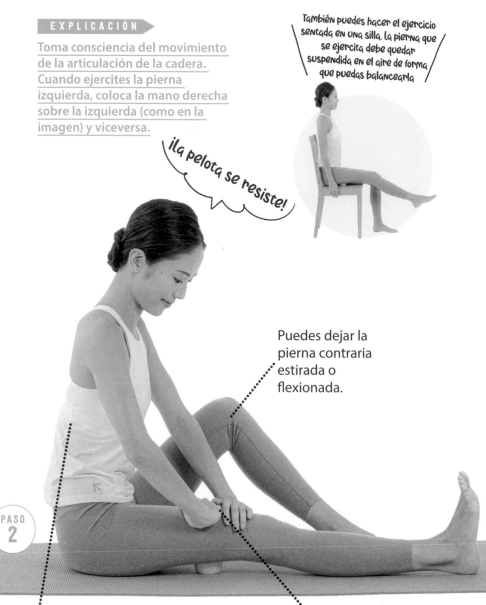

Puedes dejar la pierna contraria estirada o flexionada.

PASO 2

Mantén la espalda lo más erguida posible.

Presiona la pierna con ambas manos.

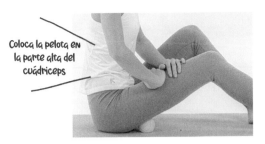

Coloca la pelota en la parte alta del cuádriceps

PASO 1

Siéntate con las piernas estiradas y coloca la pelota en la parte posterior de la pierna, ligeramente por debajo del isquion para no interferir con el hueso.

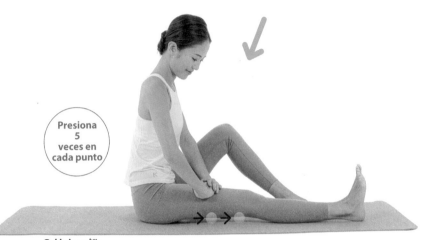

Presiona 5 veces en cada punto

Dobla la rodilla ligeramente antes de presionar y extiéndela cuando ejerzas presión

No dobles la rodilla cuando acerques la pelota

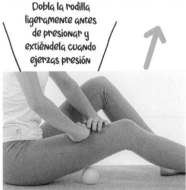

PASO 2

Mientras presionas acompasadamente desde la parte superior del muslo, sentirás cómo la pierna se estira, desde la articulación de la cadera hasta la rodilla. Es como un masaje.

PASO 3

Lleva poco a poco la pelota hacia la rodilla y presiona rítmicamente la pierna con las manos. Repítelo hasta que llegues a la rodilla y, luego, pasa a la otra pierna.

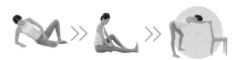

③ Estiramiento de los glúteos

Con los estiramientos de glúteos, conseguirás que la cadera se eleve y que las piernas parezcan más largas.

Si miras al frente, tensarás el cuello, por lo que mantén la mirada fija en el suelo.

Derecha, izquierda, ¡cambio!

PASO
3

Forma un ángulo de 90 grados con las piernas y las caderas.

EXPLICACIÓN

Más que pensar en estirar la espalda, céntrate en estirar los cuádriceps. Si sientes que no estás trabajando adecuadamente, es posible que la posición de tus manos sea demasiado baja. En ese caso, te recomiendo que eleves la posición.

ADVERTENCIA

No te separes demasiado de la silla para no tensar los hombros.

Coloca los pies de manera que los dedos miren ligeramente hacia fuera.

PASO

Colócate detrás de una silla, aproximadamente a un metro de distancia, con las piernas separadas.

PASO 2

Inclina el tronco y apoya las manos en la silla de forma que el torso quede en paralelo al suelo. Evita llevar la cadera hacia atrás o arquear la espalda.

PASO 3

Flexiona las rodillas alternativamente. Mantén la cadera firme para estirar la parte interna del cuádriceps.

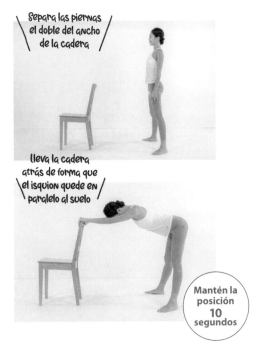

Separa las piernas el doble del ancho de la cadera

lleva la cadera atrás de forma que el isquion quede en paralelo al suelo

Mantén la posición **10** segundos

En todo momento, mantén apoyados los tobillos en el suelo.

10 repeticiones con cada pierna

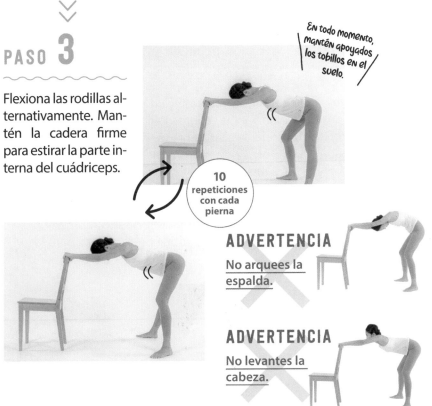

ADVERTENCIA

No arquees la espalda.

ADVERTENCIA

No levantes la cabeza.

Trabaja las plantas de los pies y consigue unas piernas bonitas y despídete de la sensación de frío

Con los ejercicios para relajar la planta de los pies (página 50) no solo estilizarás y acentuarás la forma natural de tu cintura, sino que también reducirás, o puede que incluso hagas desaparecer por completo, la sensación de frío en los pies fríos, y sentirás las piernas rejuvenecidas.

Este es uno de mis mayores secretos. En invierno, cuando estoy en casa, voy descalza la mayor parte del tiempo y, si siento que se me enfrían los pies, antes de ponerme los calcetines, hago los ejercicios de relajación durante unos minutos y enseguida entran en calor. Con esto consigo que no se marquen las arrugas del empeine y que mis pies se vean tan lisos y suaves como los de un bebé.

La mayoría de las instructoras y entrenadoras que imparten clases en mi estudio rondan la treintena, pero el fotógrafo que vino a hacer las fotos para este libro dijo que mis pies parecían los de una mujer de veinte años.

Durante mucho tiempo, fui instructora de aeróbic, por lo que caminaba y saltaba a diario, y me salieron callos en los pies. A partir de ese momento, adopté la costumbre de hacer los estiramientos para la planta de los pies y, por sorprendente que parezca, los callos desaparecieron y mis pies empezaron a tener un aspecto más joven.

Te recomiendo que, como yo, practiques estos ejercicios con regularidad para deshacerte de la sensación de frío rápidamente. Además, es una excelente técnica antienvejecimiento para los pies.

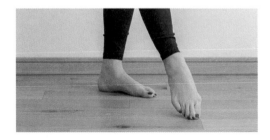

Resuelve las dudas sobre la rutina de

relajación y estiramiento

Nivel avanzado

Cuatro puntos básicos

¡Enhorabuena, ya dominas los ejercicios básicos! A continuación encontrarás más ejercicios para trabajar las zonas más problemáticas. Ahora que has completado el nivel básico, podrás incrementar el nivel de complejidad de los ejercicios para obtener mayores resultados.

1
Primero relaja y luego estira

Para conseguir la figura deseada, debes respetar este orden: primero, relaja los músculos y, luego, estíralos (encontrarás una explicación detallada de esto en la página 40).

2
Con un ejercicio, es suficiente

Ninguno de los ejercicios es imprescindible; con que hagas el que prefieras es más que suficiente. Ya sea porque te gusta, se te da bien o porque un día quieres hacer uno en concreto, ¡hazlo! Y no tengas miedo de probar ejercicios nuevos.

3
Cualquier momento es bueno

Ya sea mientras ves la televisión, lees una revista o te lavas los dientes, cualquier esfuerzo, por pequeño que sea, es bien recibido. Tanto si sacas tiempo para los ejercicios en tus ratos libres como si le dedicas un momento concreto del día, verás resultados. Si dejas la pelota a la vista, te resultará más fácil hacer los ejercicios cuando tengas un momento libre.

4
Lo importante es no rendirse

Si intentas realizar todos los ejercicios de una sentada, es posible que te frustres y acabes por dejarlo. Lo más importante es elaborar un plan que sea factible y razonable de seguir, y que se ajuste a tu personalidad y tu estilo de vida.

Nivel avanzado
Índice por objetivos

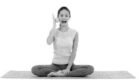

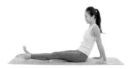
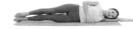

1 Relajación del deltoides medio

Con la ayuda de una pared y tu propio peso, puedes desentumecer de forma eficaz y sencilla los músculos del hombro y el brazo.

PASO
1

Déjate caer sobre la pelota.

Mantén la mirada al frente.

¡Aplástala contra la pared!

Mantén los brazos a ambos lados del cuerpo.

No es necesario que flexiones demasiado las rodillas; si lo haces, tus piernas se cansarán antes de que puedas relajarte.

EXPLICACIÓN

El truco para que la pelota no se caiga es fijar la vista al frente mientras realizas el ejercicio.

Separa las piernas de manera que los tobillos queden alineados con las caderas.

PASO 1

Coloca la pelota entre el brazo y la pared y ejerce presión con el cuerpo, pero sin que resulte molesto. Flexiona y estira las rodillas para que la pelota ruede arriba y abajo sobre ese punto. Haz rodar la pelota durante 30 segundos.

∨

PASO 2

Cambia la posición de forma que tu cuerpo forme un ángulo de 45 grados con la pared y flexiona y estira las rodillas para hacer rodar la pelota durante 30 segundos.

∨∨

PASO 3

Vuelve a la posición original, la del paso 1, y coloca la pelota sobre el primer punto, presiona y hazla rodar arriba y abajo durante 30 segundos. Repite todos los pasos con el otro brazo.

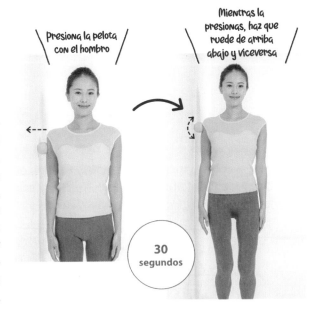

Presiona la pelota con el hombro

Mientras la presionas, haz que ruede de arriba abajo y viceversa

30 segundos

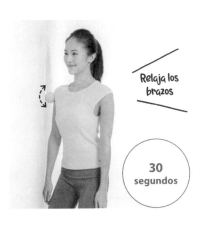

Relaja los brazos

30 segundos

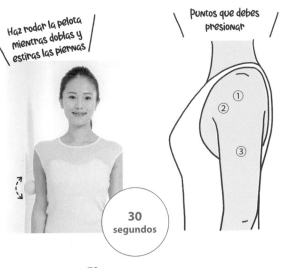

Haz rodar la pelota mientras doblas y estiras las piernas

Puntos que debes presionar

① ② ③

30 segundos

1 Estiramiento con rotación de los hombros

Una vez le cojas el truco, este ejercicio te parecerá muy sencillo y realmente reconfortante. Con la rotación del codo, la parte delantera del brazo se estira y los músculos se relajan.

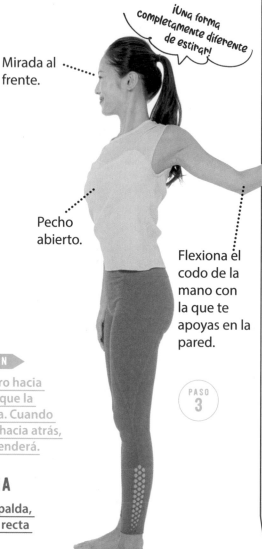

¡Una forma completamente diferente de estirar!

Mirada al frente.

Estira los dedos de la mano.

Pecho abierto.

Flexiona el codo de la mano con la que te apoyas en la pared.

PASO 3

EXPLICACIÓN

Al rotar el hombro hacia delante sentirás que la escápula se eleva. Cuando rotes el hombro hacia atrás, la escápula descenderá.

ADVERTENCIA

No arquees la espalda, mantenla lo más recta posible.

PASO 1

Apoya una mano en la pared de forma que el brazo quede bien estirado. Alinea las piernas y los pies de manera que los dedos miren al frente.

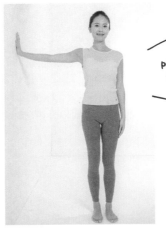

Sitúa el cuerpo en perpendicular a la pared, formando un ángulo de noventa grados

PASO 2

Con la palma de la mano apoyada y fija, gira el torso 90 grados en dirección contraria a la pared y rota el hombro hacia delante para que la escápula suba.

PASO 3

Con la mano aún en la pared, rota el hombro hacia atrás para recolocar la escápula; flexiona el codo cuando lo hagas. Completa el estiramiento girando el torso al frente para volver a la posición inicial. Repítelo dos o tres veces y haz lo mismo con el otro brazo.

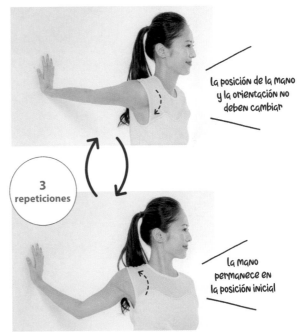

La posición de la mano y la orientación no deben cambiar

3 repeticiones

La mano permanece en la posición inicial

¡Sube de nivel!

Puedes añadir un poco de dificultad al ejercicio si subes la posición de la mano apoyada en la pared.

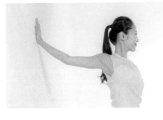

1 Relajación de los brazos

Reducir el volumen de los brazos supone todo un reto. La relajación de estos músculos cambiará drásticamente tu figura.

La mano en alto debe quedar alineada con el resto del brazo. ·····

¡Adiós a los brazos flácidos!

Zona que debes presionar

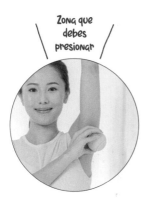

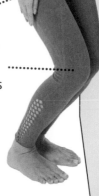

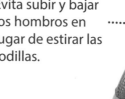

Deja el brazo a un lado.

Evita subir y bajar los hombros en lugar de estirar las rodillas.

E X P L I C A C I Ó N

Para mantener la pelota en posición, acerca el cuerpo a la pared en lugar de intentar ejercer más fuerza.

PASO 1

Colócate mirando a la pared con las piernas y los pies alineados. Con el brazo derecho en alto, presiona la pelota contra la pared. Flexiona y extiende las rodillas para que la pelota ruede por el brazo durante 30 segundos.

PASO 2

Coloca la pelota a la altura del codo y flexiona y extiende las rodillas para que ruede por el brazo durante 30 segundos. Repite los pasos con el otro brazo.

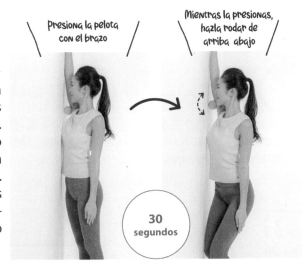

Presiona la pelota con el brazo

Mientras la presionas, hazla rodar de arriba abajo

30 segundos

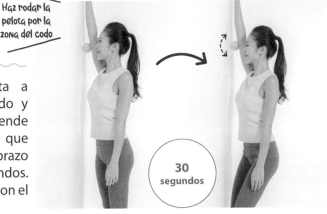

Haz rodar la pelota por la zona del codo

30 segundos

 +1 estiramiento

Si después de esta relajación añades un estiramiento, mejorarás los resultados

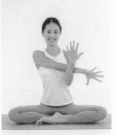

Estiramiento de cuello
→P. 60

0

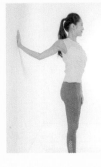

Estiramiento con rotación de los hombros
→P. 74

1 Relajación de la mandíbula

Con este ejercicio, relajarás de forma sencilla los músculos de la zona de la mandíbula.

PASO 1

Coloca la pelota sobre una mejilla y presiona ligeramente.

La ubicación adecuada es justo por debajo de la oreja

2 repeticiones

PASO 2

Mueve la boca como si pronunciases las vocales. Haz lo mismo con el otro lado.

Zona que debes presionar

Mantén los dedos estirados.

Sitúa la pelota debajo del hueso cigomático. Para encontrarlo con facilidad, pálpate el pómulo hasta dar con el hueso que está justo encima de los dientes.

¡Este es el principio de una bonita sonrisa!

EXPLICACIÓN ▶

Este ejercicio consiste en mantener apoyada la pelota mientras ejerces presión y abres la boca lo máximo posible.

ADVERTENCIA

No ejerzas demasiada presión ya que puede causarte molestias en la mandíbula.

PASO 2

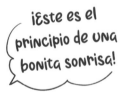

① Relajación de las pantorrillas

Reajusta tu figura trabajando las piernas, desde el tobillo hasta la rodilla.

PASO 1

Siéntate en el suelo con una pierna estirada y coloca la pelota de tenis justo debajo del gemelo. Flexiona la rodilla de la pierna contraria.

Reclina tu cuerpo hacia atrás

PASO 2

Mueve la pelota desde la parte baja del gemelo hasta justo debajo de la rodilla y viceversa. Repite con la otra pierna.

¡Sube de nivel!

5 repeticiones (arriba y abajo)

Localiza un punto en el que sientas una ligera molestia y masajea la zona con la pelota. Si, además de esto, cruzas la pierna contraria por encima para incrementar el peso y la presión sobre la zona en cuestión, relajarás la zona más fácilmente.

Estira la pierna que coloques sobre la pelota y mantenla así durante todo el ejercicio.

Mantén el pie relajado.

EXPLICACIÓN

Asegúrate de que tu cuerpo ejerce presión verticalmente sobre la pelota de tenis.

ADVERTENCIA

Procura no colocar la pelota bajo el tobillo.

¡Siente cómo desaparece la pesadez de las piernas!

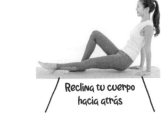

5 segundos en cada posición

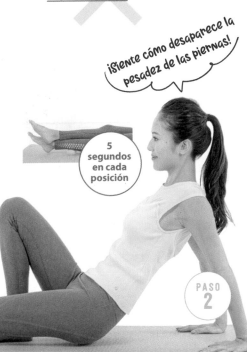

PASO 2

① Relajación de la espinilla

Relaja de forma eficaz la espinilla, una zona difícil de trabajar.

¡Te sentirás renovada por completo!

PASO 3

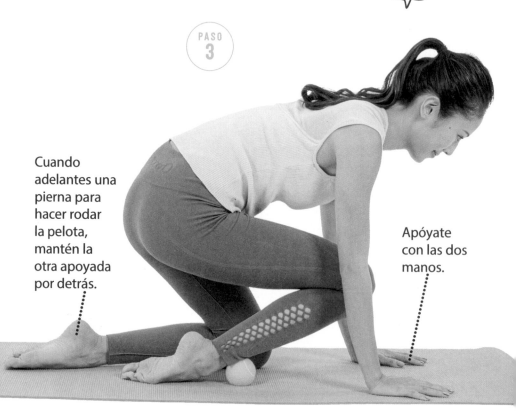

Cuando adelantes una pierna para hacer rodar la pelota, mantén la otra apoyada por detrás.

Apóyate con las dos manos.

EXPLICACIÓN

Aplica presión verticalmente sobre la pelota, pero no demasiada: la justa como para sentirte cómoda.

ADVERTENCIA

Si eres una persona propensa a sufrir hematomas, evita apoyar demasiado peso sobre la pelota. Ajusta la fuerza a medida que realices el ejercicio.

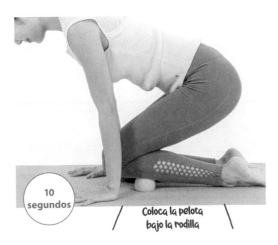

PASO 1

Coloca la pelota en la cara exterior de la espinilla y siéntate de rodillas.

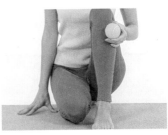

10 segundos

Coloca la pelota bajo la rodilla

Haz rodar la pelota

PASO 2

Apoya las manos a ambos lados del cuerpo y desliza la pierna hacia delante para hacer rodar la pelota hasta el tobillo. Repítelo cuatro o cinco veces.

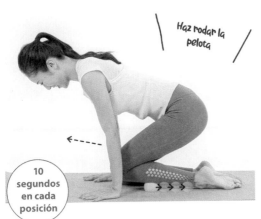

10 segundos en cada posición

PASO 3

Recorre el camino inverso: lleva tu cuerpo atrás para hacer rodar la pelota desde el tobillo hacia la rodilla. Repítelo cuatro o cinco veces y pasa a la otra pierna.

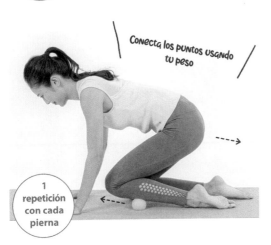

Conecta los puntos usando tu peso

1 repetición con cada pierna

1 Estiramiento de los gemelos

Con este ejercicio, estirarás el sóleo y el gastrocnemio, los dos músculos que forman los gemelos. Además, al levantar el talón, reajustarás también la forma del arco plantar.

EXPLICACIÓN

Siente cómo se expanden y contraen los grupos musculares posteriores de la pierna. Al levantar el talón es importante que dejes los dedos apoyados en el suelo.

¡Tener unas piernas estilizadas dejará de ser solo un sueño!

EXPLICACIÓN

Te resultará más fácil si haces el ejercicio marcando el ritmo.

PASO
3

El gastrocnemio es el músculo superior de la pantorrilla.

El sóleo es el músculo inferior de la pantorrilla.

Apoya el pie de la pierna contraria con firmeza en el suelo.

Mantén el pie recto.

82

PASO 1

Apóyate con ambas manos en una silla y da un gran paso hacia atrás con la pierna izquierda. Flexiona la rodilla de la pierna derecha y mantén el pie completamente apoyado en el suelo.

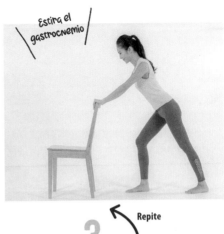

Estira el gastrocnemio

Repite

PASO 2

Desde la posición inicial, deja caer tu centro de gravedad hacia atrás y dobla ligeramente la rodilla izquierda para que el talón izquierdo no se eleve. Después, regresa a la posición inicial.

Repite

PASO 3

Con la almohadilla metatarsal apoyada en el suelo, levanta el talón izquierdo y siente cómo se encogen los músculos posteriores y se estiran los delanteros. Coloca el talón izquierdo en el suelo y regresa a la posición inicial. Repite los pasos con la pierna contraria.

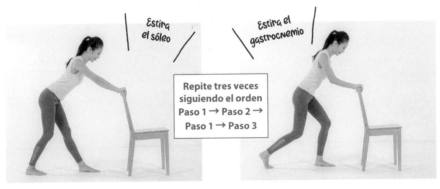

Estira el sóleo

Estira el gastrocnemio

Repite tres veces
siguiendo el orden
Paso 1 → Paso 2 →
Paso 1 → Paso 3

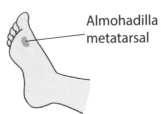

Almohadilla metatarsal

(1) Rotación de los tobillos

Con este ejercicio, corregirás las piernas arqueadas.

PASO 1

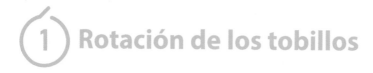

Mantén la espalda recta »

Siéntate en el suelo con las piernas estiradas y las manos apoyadas por detrás de la espalda.

¡A enderezar esas piernas!

PASO
3

> **EXPLICACIÓN**
>
> Coloca la pelota de tenis en la corva y hazla rodar hasta que localices un punto en el que sientas molestias.

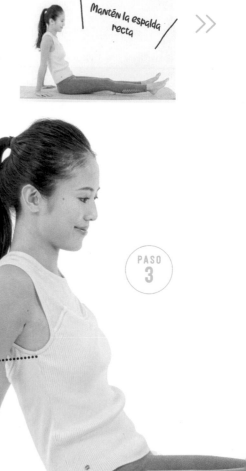

Mantén el tronco erguido.

Coloca las manos por detrás del cuerpo.

PASO 2

Coloca la pelota en la corva y rota la pierna de derecha a izquierda.

Coloca la pelota donde sientas una ligera molestia

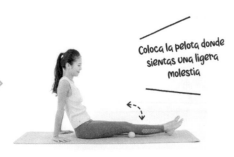

+1
estiramiento

Si después del ejercicio de relajación haces un estiramiento, obtendrás mejores resultados.

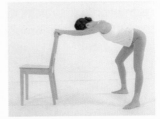

Estiramiento de los glúteos
→P. 66

o

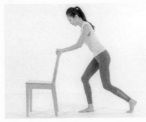

Estiramiento de los gemelos →P. 82

PASO 3

Describe círculos con el pie hacia dentro mientras mantienes la pelota fija. Después, describe círculos hacia fuera. Repite los pasos con la pierna contraria.

Realiza
5
rotaciones

Mantén el pie de la pierna que no estás trabajando con la pelota perpendicular al suelo.

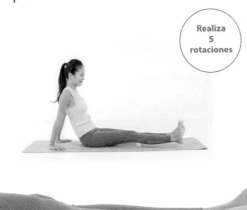

1 Relajación del vasto exterior (cuádriceps)

Con este sencillo ejercicio, relajarás el vasto exterior, uno de los cuatro músculos que componen el cuádriceps y que se localiza en la parte exterior del muslo.

¡Hasta la peor de las molestias desaparece!

EXPLICACIÓN

Cuando ejercites la pierna izquierda, coloca la mano derecha sobre la izquierda para que te resulte más fácil ejercer presión.

Coloca la pelota debajo del vasto exterior, cerca de la rodilla.

PASO 2

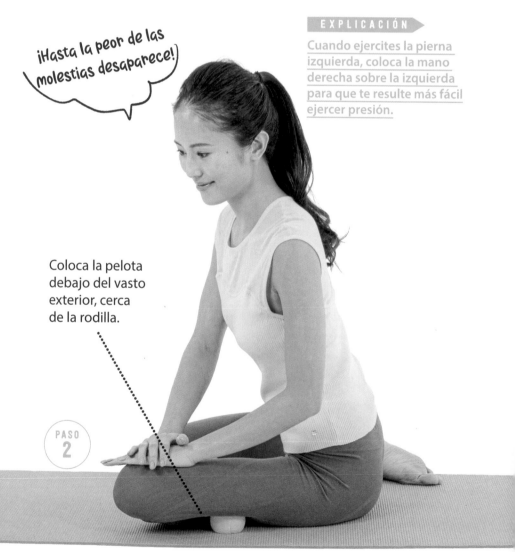

86

PASO 1

Siéntate con las piernas hacia un lado y coloca la pelota de tenis debajo del vasto exterior, cerca de la rodilla. Ejerce presión sobre la pierna con las dos manos durante 10 segundos.

PASO 2

Mueve la pelota en dirección al glúteo sin dejar de ejercer presión. Elige cinco o seis puntos en los que centrarte y mantén la pelota en esa posición 10 segundos. Repite los pasos con la pierna contraria.

¡Sube de nivel!

Una vez hayas llevado la pelota desde la rodilla al glúteo, prueba a recorrer el camino inverso. Solo recomiendo que hagas esto una vez te hayas acostumbrado al ejercicio, ya que puede resultar molesto.

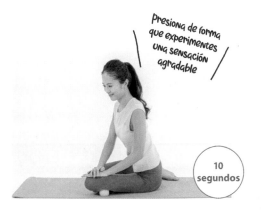

Presiona de forma que experimentes una sensación agradable

10 segundos

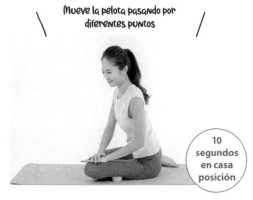

Mueve la pelota pasando por diferentes puntos

10 segundos en casa posición

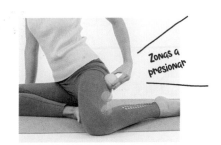

Zonas a presionar

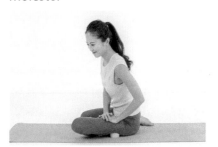

(1) Relajación del vasto interior (cuádriceps)

Para conseguir una figura más estilizada, necesitas trabajar las piernas. Con este ejercicio, devolverás la elasticidad al vasto interior, el músculo que recorre el interior de la pierna.

PASO 1

Siéntate con las piernas dobladas hacia un lado y coloca la pelota de tenis sobre una pierna. Con la ayuda de las dos manos, hazla rodar desde la cadera a la rodilla durante 15 segundos. Repite el proceso con la otra pierna.

EXPLICACIÓN

Relaja la zona donde sientes molestias.

15 segundos

¡Te sentirás increíble con unos vaqueros ajustados!

Mantén la mirada fija en el frente.

Moviliza la pelota usando las dos manos.

PASO 1

① Estiramiento de cuádriceps

Con este estiramiento de la parte anterior del muslo, lograrás unas piernas estilizadas.

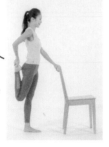

Siente cómo se estira el cuádriceps

PASO 1

Con la mano izquierda apoyada en el respaldo de una silla, lleva el pie derecho hacia el glúteo y utiliza la mano derecha para atraer el talón hacia ti.

PASO 2

¡Estar a la pata coja es más difícil de lo que parece!

Con el ombligo hacia dentro para tensar el abdomen, estira un poco más el cuádriceps llevando la pierna ligeramente hacia atrás y mantén la posición 10 segundos. Repite los pasos con la pierna contraria.

10 segundos

No dejes caer la cadera.

PASO 2

No abras la rodilla hacia el lado cuando lleves el talón al glúteo, mantenla alineada.

No olvides llevar el ombligo hacia dentro.

EXPLICACIÓN

Trata de acercar el talón al glúteo lo máximo posible para estirar correctamente el cuádriceps.

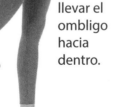

ADVERTENCIA

Evita inclinar el tronco hacia delante cuando lleves la pierna al glúteo.

1 Estiramiento del suelo pélvico

Con este ejercicio, estimularás en profundidad los músculos más difíciles de activar y fortalecer.

PASO 1

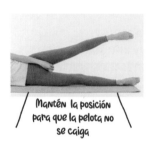

Mantén la posición para que la pelota no se caiga

Túmbate de lado y coloca la pelota entre las piernas.

PASO 2

Aprieta la pelota usando únicamente la fuerza de tus piernas. Cuando hayas acabado, túmbate sobre el otro costado y repite el ejercicio.

Haz 5 repeticiones de 5 segundos cada una

Acompaña el movimiento con la respiración

EXPLICACIÓN

Siente cómo trabaja el suelo pélvico al comprimir la pelota de tenis y cómo tu cuerpo se estira más allá de la punta de los dedos de la mano y de los pies.

PASO 2

¡Te verás más estilizada!

Ayúdate de la otra mano para estabilizarte.

Mantén la postura al exhalar para activar los músculos laterales, que te ayudarán a ganar estabilidad.

Extiende el brazo que está apoyado en el suelo.

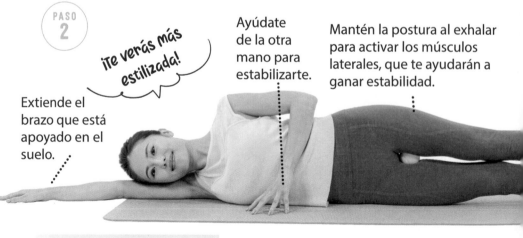

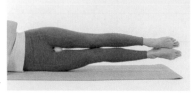

¡Sube de nivel!

Levanta las piernas del suelo y exhala. Mantén la posición durante 5 segundos.

¿El cuerpo de los japoneses es *introvertido*?

En cierto modo, podría decirse que el cuerpo de los japoneses es *introvertido* por su tendencia a inclinarse, balancearse hacia delante y doblarse. Y creo que la razón de esto radica en el carácter, en la cultura y en la pervivencia de costumbres japonesas muy antiguas.

Conservamos costumbres que nuestros antepasados iniciaron hace tiempo como el uso del kimono, una forma de vestimenta que limita el libre movimiento corporal.

Diversos hábitos como sentarse de rodillas en el suelo, hacer reverencias, y lo integrado que tenemos en nuestra personalidad el no decir lo que en realidad pensamos y guardárnoslo, tienen también una gran influencia en nuestra corporalidad. Sentarse en *seiza* (de rodillas) y hacer reverencias son movimientos con los que nos contraemos y que involucran diferentes y amplias zonas del cuerpo como tobillos, rodillas, pelvis, espalda…, lo cual no es más que el reflejo de los sentimientos y los pensamientos que atamos a nosotros mismos tal como hacemos con el kimono.

Como resultado de esto, muchos japoneses tienen la espalda encorvada, la pelvis en retroversión o los hombros caídos. Esto se nota especialmente en las piernas, ya que tienden a separarse, en las rodillas, que se desvían hacia fuera, y la pelvis, que se inclina hacia atrás (caso de retroversión pélvica). De hecho, la pelvis de las mujeres occidentales está más inclinada hacia delante que la de las mujeres japonesas.

Este libro no está pensado solo para lectores japoneses, que tienden a realizar continuos movimientos de flexión y a encogerse, sino para todo el mundo. En él encontrarás muchos ejercicios generales orientados a ayudarte a reajustar tu postura corporal. Es muy importante que aprendas a liberar la tensión concentrada en la espalda y a corregir movimientos y posiciones para conseguir una postura corporal equilibrada. Intenta adquirir consciencia de tu cuerpo y tus hábitos a lo largo del día para lograr y mantener una postura equilibrada y estable.

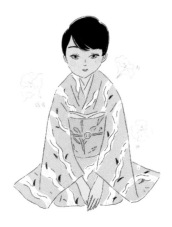

Epílogo

La idea principal que quería transmitir con este libro es que, para adelgazar, solo necesitas aprender a relajar tu cuerpo y ganar elasticidad. Al relajar las fascias tensas y endurecidas y devolver a los músculos su elasticidad natural, reajustarás la postura, ganarás equilibrio y estilizarás la figura.

Pero el método Kaoru no solo busca conseguir un cuerpo de ensueño. Cuanto más flexibles sean tu cuerpo y mente, más tolerante serás contigo misma y con los demás.

A mi estudio vienen muchas personas jóvenes y para mí, que pronto voy a cumplir los sesenta, es muy motivante estar en contacto con gente con un espíritu tan vivo. Sin embargo, también hay momentos en los que me siento incómoda por las diferencias entre sus cuerpos jóvenes y el mío. En esos momentos, mi cuerpo se tensa y se produce una reacción en cadena. Mi forma de pensar se vuelve más rígida y dura, y me frustro al ser incapaz de relajarme. No obstante, sé que, en el fondo, me preocupo por cosas que no tienen importancia.

¿Alguna vez has sentido que aquellos pequeños problemas o inconvenientes que te molestan desaparecen cuando recibes un masaje o una sesión de acupuntura? La profunda relación que existe entre el cuerpo y la mente es sorprendente. Por eso, creo, y con firme convicción, que debemos trabajar para mantener y ganar flexibilidad en el cuerpo, para que este cambio también se produzca en nuestra mente.

Reunir en un único libro los ejercicios básicos de mi método con la pelota de tenis era uno de mis mayores deseos.

Finalmente, me gustaría aprovechar esta oportunidad para expresar mi más profundo agradecimiento a Maeda, del departamento editorial de Gentosha, que me propuso la idea; a Yamamori, quien amablemente dejó por escrito mis palabras de una forma maravillosa; a Suzuki, que se encargó de las fotografías y la composición; y a los instructores de mi estudio, que hicieron un esfuerzo extra durante un mes entero. Por último, también me gustaría dar las gracias a todos los lectores, ¡gracias de todo corazón!

Mi lema como entrenadora personal es «quiero que mis clientes se sientan cómodos». Espero sinceramente que mi método, sencillo y para cualquier persona, sin importar la edad, te ayude a sentirte más cómoda en tu cuerpo y tu mente.

STUDIO
Apro

STUDIO Apro es un estudio de *fitness* dedicado al entrenamiento personal situado en Omotesandō, Tokio (Japón), donde las personas trabajan para conseguir la figura de sus sueños y reajustar el cuerpo. La alineación correcta de los huesos es toda una fuente de salud y belleza.

En la adyacente Apro ACADEMY hemos desarrollado una gran variedad de programas de salud y belleza que se ajustan a las necesidades de cada persona y que van desde cursos *online* a sesiones presenciales con grupos reducidos, cursos especiales celebrados ocasionalmente o cursos de formación profesional.

Actualmente, el método desarrollado en Apro goza de una gran fama en Japón y se puede practicar desde casa. Si te interesa, puedes pedir asesoramiento *online* a Kaoru.

Página web (solo en japonés):
http://tsapro.co.jp/

Tel: (+8) 03-6721-1824 (se aceptan reservas de 10:00 a 18:00)
Correo electrónico: info@tsapro.co.jp

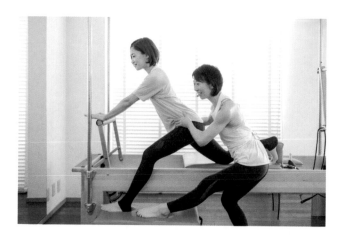

Sobre la autora

Kaoru es una entrenadora personal carismática que se ha ganado el apoyo incondicional de expertos en belleza, actrices y modelos. Es la propietaria de STUDIO Apro, un estudio exclusivo en el barrio de Omotesandō, en Tokio.

Nació en 1962 en Tokio. A los seis años, comenzó a asistir a clases de *ballet* y, a los dieciocho, de aeróbic. En 1987 se alzó con el título de campeona nacional en el Campeonato de Aeróbic de Japón.

Durante sus treinta y siete años de experiencia en el mundo del *fitness,* ha ayudado a seiscientas mil personas a cambiar su cuerpo, gracias a su dominio de diversas disciplinas, como la danza, el yoga y el pilates, y está especializada en el entrenamiento de fuerza por oclusión.

El método Kaoru es un sistema revolucionario y holístico basado en la relajación muscular y el trabajo de las fascias que combina elementos del yoga y del pilates para reajustar la postura corporal.

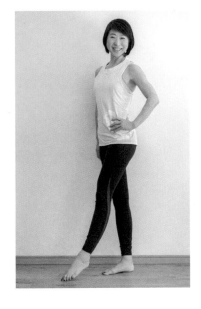

Además de crear rutinas de entrenamiento personal para modelos y actrices, Kaoru también ofrece programas de bienestar especiales orientados a personas en edad avanzada, niños y personas que requieren de rehabilitación funcional. Actualmente, a sus cincuenta y ocho años, su sueño es diseñar y ofrecer un curso de *mom and baby pilates* con el que pueda divertirse con sus nietos.

Kaoru defiende la teoría de que «la correcta alineación de

los huesos no es algo hereditario, sino el resultado de nuestros hábitos. Si aprendemos a relajar nuestros músculos, seremos más felices».

Además, es autora de *Reajusta tu postura: ejercicios con bandas elásticas.*

Puedes ver vídeos (en japonés) de algunos de los ejercicios presentados en este libro en:

Instagram:
Kaoru.apro
apro_academy

YouTube:
Escanea el código QR o búscanos como Apro ACADEMY